MÉMOIRE

SUR

UN NOUVEAU MODE DE TRAITEMENT

POUR

LA GUÉRISON DES DARTRES.

Le docteur Belliol reçoit de huit à dix heures du matin, et de midi à deux heures.

Impr. de Sellioue, r. des Jeûneurs, n. 14.

MÉMOIRE

SUR

UN NOUVEAU MODE DE TRAITEMENT

POUR LA

GUÉRISON DES DARTRES,

D'APRÈS UN TRAVAIL SUR CETTE MATIÈRE PRÉSENTÉ A LA FACULTÉ DE MÉDECINE
DE PARIS, LE 4 JANVIER 1825.

Par le Docteur Belliol,

RUE DES BONS-ENFANS, N° 32.

Quatrieme Edition,

REVUE ET AUGMENTÉE.

Les dartres attaquent tous les âges et toutes les classes
de la société : partout ces tristes et repoussantes infirmités dégradent l'homme aux regards de l'homme.
ALIBERT.

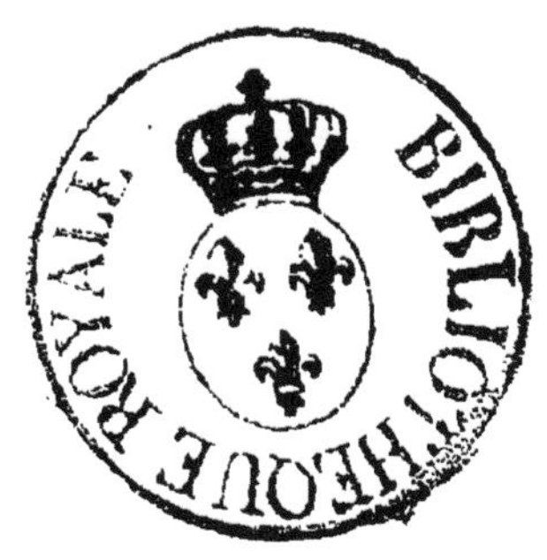

PARIS,

CHEZ LES PRINCIPAUX LIBRAIRES.

—

1828.

AU

BARON LEGRAND,

ANCIEN COLONEL,

COMMANDEUR DE L'ORDRE DE LA LÉGION-D'HONNEUR,
CHEVALIER DE SAINT-LOUIS.

JE suis heureux, en vous dédiant cet écrit, de trouver une occasion de rendre hommage à des vertus privées , à un noble caractère , à des actions d'éclat couronnées sur les champs de bataille.

Je serai plus heureux encore si vous regardez

ce faible tribut comme un témoignage du respect, de la reconnaissance et du sincère attachement de votre dévoué neveu,

BELLIOL.

AVERTISSEMENT

PRÉLIMINAIRE.

L'ACCUEIL favorable que le public a daigné faire aux différentes éditions de ce Mémoire, les éloges que lui ont prodigués les journaux français et étrangers, l'approbation des Médecins les plus distingués de la capitale, ont été des motifs d'encouragement suffisans pour m'exciter à donner à cette quatrième publication tout le soin possible. Aussi ai-je fait tous mes efforts pour que rien d'important ne fût oublié dans ce travail, que je puis donner comme entièrement nouveau par les développemens et les changemens qu'il a subis. En effet, j'ai donné plus de clarté à mes considérations générales sur les dartres. J'ai perfectionné la description de leurs différentes espèces, que j'ai portées au nombre de neuf au lieu de sept, par suite de recherches et d'observations nouvelles. J'ai indiqué, ce que je n'avais pas fait encore, les différentes maladies qui peuvent être entretenues par le vice dartreux, ou lui devoir leur origine. J'ai rendu le traitement plus facile à suivre, et l'ai mieux approprié à l'âge, au sexe et au tempérament des malades. J'ai mieux signalé l'inefficacité des moyens généralement usités, et les dangers de quelques méthodes préconisées par un aveugle empirisme. A l'appui de ma doctrine, j'ai rassemblé de nouveaux faits qui sanctionnent mes succès passés et ceux que j'obtiens journellement. Enfin, pour mettre le dernier complément à cette nouvelle publication, j'y ai autant que possible introduit cet ordre et cette méthode sans lesquels les faits passent inaperçus.

Je me trouve heureux que mon Mémoire ait appelé l'attention de quelques praticiens étrangers, et entre autres celle du docteur Wiese, qui en a fait cette année une traduction allemande dont les journaux de Leipsick ont parlé avantageusement.

Quoique je n'aie pas l'honneur de connaître ce médecin, je lui témoigne hautement ma reconnaissance pour le zèle philanthropique qu'il a manifesté, en transportant dans son idiome un écrit qui, j'ose l'espérer, rendra la santé à quelques êtres souffrans.

Je remercie publiquement aussi les médecins de l'École française qui ont été témoins de mes succès, et qui, par l'effet d'une bienveillance toute particulière, ont en quelque sorte doublé le désir que j'avais de donner à cette publication nouvelle toute la perfection dont elle était susceptible.

BELLIOL.

PRÉFACE.

Il est peu de maladies plus répandues que les affections dartreuses; elles prennent même tous les jours d'autant plus d'intensité et d'accroissement, qu'on ne possède presque pas de moyens propres à les combattre; et qu'héréditaires dans les familles, elles se transmettent de génération en génération, et perpétuent ainsi leur existence. Les médecins de l'antiquité, les Grecs, les Latins et les Arabes, ne nous ont que fort peu éclairés sur les affections de la peau. Les médecins modernes qui se sont spécialement occupés de ces maladies, ont mieux apprécié leur marche, leurs phénomènes et leur génie particulier ; mais les moyens curatifs qui ont été proposés jusqu'à ce jour ne sont que rarement couronnés par le succès ; et sur un grand nombre de malades, à peine en guérit-on quelques-uns. Frappé de résultats si peu satisfaisans, j'ai dirigé depuis long-temps mes recherches vers ce genre de maladies ; je les ai étudiées avec assiduité, non seulement dans ma pratique particulière, mais encore à l'hôpital Saint-Louis. J'ai multiplié les essais, j'ai tour à tour employé les différentes préparations qui ont été préconisées, j'en ai formé de nouvelles, j'ai mis à contribution tous les agens thérapeutiques dont on s'est servi jusqu'à ce jour. Enfin, après avoir obtenu les plus heureux résultats, je présentai le 4 janvier 1825, à la Faculté de Médecine de Paris, un travail sur cette matière qu'elle daigna admettre, et c'est d'après lui que j'offre aujourd'hui au public dans ce nouvel écrit plus étendu, l'entier développement de ma doctrine.

Je me suis occupé dans ce Mémoire des affections dartreuses en général; j'ai parlé de leurs complications; j'ai établi le rapport qu'elles ont avec d'autres maladies, et j'ai signalé le danger de leur répercussion. L'appréciation des formes qu'elles affectent est d'une telle importance, que j'ai établi une classification contenant neuf espèces de dartres qu'une longue et sévère observation m'a fait reconnaître.

J'ai parlé des maladies qui peuvent

être entretenues par le vice dartreux ou lui devoir leur origine. J'ai déduit les causes qui donnent lieu au développement de ce mal. J'ai signalé les dangers de quelques méthodes fort dangereuses ; et passant en revue la plupart des moyens qu'on emploie journellement pour combattre ces affections, j'ai démontré toute leur inefficacité.

J'ai exposé les avantages du nouveau mode de traitement, et la manière d'y procéder. J'ai tracé le régime à suivre, et j'ai particulièrement insisté sur la nécessité de soumettre à un traitement préservatif les individus qui sont nés de parens dartreux, et qui par cela même doivent porter le germe de cette cruelle maladie.

Parmi les nombreuses observations que

j'ai recueillies, j'en ai rapporté un certain nombre qui vient justifier les succès que j'ai obtenus.

Enfin, sachant combien le temps et la patience du lecteur doivent être ménagés, j'ai rendu cet écrit aussi concis qu'il m'a été possible de le faire, tout en le mettant à la portée des personnes qui veulent s'éclairer sur leurs maladies, et chercher le moyen d'y mettre un terme.

MEMOIRE

SUR

UN NOUVEAU MODE DE TRAITEMENT

PO.UR

LA GUÉRISON DES DARTRES.

CONSIDÉRATIONS GÉNÉRALES SUR LES DARTRES.

Les dartres sont des inflammations de la peau entretenues par un vice intérieur. Elles affectent presque toujours une marche lente et chronique, n'ont que très-rarement leur période de décroissement, mais, au contraire, acquièrent une intensité d'autant plus grande qu'elles s'éloignent davantage de l'époque où elles ont pris naissance. Lorsqu'elles commencent à se manifester on aperçoit sur la peau un assemblage de petits boutons rouges, abondans, épars ou réunis, dont l'apparition est annoncée par un sentiment de tension très-incommode, ou par une démangeaison plus ou moins violente.

Bientôt ces boutons, d'où suinte une humeur âcre, se convertissent en légères écailles farineuses, ou en larges exfoliations épidermoïques ; quelquefois ce sont des croûtes épaisses, jaunâtres, verdâtres, qui affectent différentes formes et couvrent le siége du mal : Quelquefois aussi la matière de la suppuration agit sur le système dermoïde en le corrodant. Tantôt ce sont des taches jaunes, brunes, safranées ou noirâtres ; tantôt des écailles dures, des pustules tuberculeuses, des gerçures énormes, des végétations meurtrières, qui creusent, rongent et consument nos tégumens, comme ces insectes avides qui dévorent l'écorce des arbres. Dans d'autres cas ce sont des ulcères horribles d'où s'échappe une humeur brûlante et corrosive. De combien de genres de dégradation l'enveloppe cutanée n'est-elle pas susceptible !

Les dartres se dessinent ordinairement sur la peau par des plaques ou éruptions arrondies ; elles affectent souvent différentes formes bizarres, propres à étonner les observateurs. Elles s'étendent en exécutant une sorte de mouvement de reptation sur la périphérie du corps vivant, et leur marche sinueuse a quelque analogie avec celle des reptiles.

Quoiqu'elles puissent atteindre indistinctement toutes les parties de nos tégumens, cependant elles ont cela de particulier, que chaque espèce paraît occuper une partie plutôt qu'une autre : ainsi la dartre farineuse se déclare généralement sur les endroits de la peau qui sont d'un tissu ferme et serré, au voisinage des aponévroses ; de là vient qu'on la rencontre quelquefois sur le cuir chevelu. La dartre écailleuse se déclare le plus souvent aux oreilles, au nez, aux mamelons, à l'anus, au périnée, à la partie interne des cuisses, aux parties génitales. La dartre croûteuse se manifeste ordinairement sur le milieu de la joue, et même sur les deux, dans les points correspondans au réseau capillaire qui les colore. La dartre rongeante dévore les lèvres, les ailes du nez. La dartre boutonneuse tourmente le menton, le front, le derrière des épaules ; enfin chacune d'elles semble affectionner davantage telle ou telle partie de la peau, et je ne doute pas que ce ne soit à sa texture plus ou moins serrée, plus ou moins délicate, que sont dues les formes particulières qu'affecte chaque espèce de dartres.

Ces affections tourmentent particulièrement les malades dans les premiers momens consacrés au sommeil. Les démangeaisons et les douleurs qu'elles suscitent varient autant qu'elles-mêmes. Tantôt le prurit est presque nul, tantôt il est très-vif, même insupportable; les douleurs peuvent-être sourdes, dévorantes et quelquefois atroces.

L'éruption des dartres ne se fait jamais avec une sorte de violence, ou du moins cela n'a lieu que très-rarement. Elles n'attaquent pas toujours une seule ou plusieurs parties du corps; mais leurs ravages sont souvent si étendus, que toute la peau se trouve infectée; quelquefois même elles font tomber les cheveux ou en altèrent la couleur. « Croira-t-on, dit M. Alibert, que les dartres se propagent, dans certains cas, jusque sous les ongles, et en provoquent la chute? Dans cet envahissement universel des tégumens, la peau contracte un endurcissement considérable; dans d'autres circonstances, elle devient d'une ténuité extraordinaire, se resserre, et simule à s'y méprendre les ravages de la brûlure. »

Les affections dartreuses se déplacent facilement pour se manifester ailleurs; leurs caractères extérieurs disparaissent quelquefois, sans pour cela que cette affection diminue d'intensité et d'énergie. Souvent répercutées, elles ont produit, selon les organes sur lesquels s'opère le transport, des convulsions, des aliénations d'esprit, des maladies de poitrine, du foie, des anévrismes, des rétentions d'urine.

On lit dans les *Transactions philosophiques*, que la répercussion des dartres a quelquefois occasionné le *mutisme.* J'ai recueilli, dans l'ouvrage de Raymond, de Marseille, deux exemples funestes, dus à leur disparition subite. « Une » dame, âgée de vingt-huit ans, d'une consti- » tution bilieuse, était atteinte d'une dartre qui » occupait le creux des mains ; comme elle en » était très-incommodée, elle la traita avec de » l'eau salée, ce qui la fit disparaître très-rapi- » dement ; mais, peu de temps après, cette dame » parut triste et rêveuse ; elle éprouva des pe- » santeurs de tête, de l'assoupissement, devint » plus sensible, et finit par tomber dans l'épi- » lepsie ; ses accès étaient irréguliers et ne lais- » saient aucun doute sur leur caractère : perte » de connaissance subite, froideur tétanique ou » mouvemens précipités ou violens des mus- » cles, respiration très-difficile, écume à la bou- » che, etc. L'histoire de la maladie fit bientôt » reconnaître que tout ce désordre était dû à la » répercussion de la dartre. »

« Un monsieur portait sur toute la partie in- » térieure des cuisses, une dartre écailleuse qui » lui occasionnait des démangeaisons insuppor- » tables ; il se sentit un jour délivré de tout » prurit. Aussitôt une affection du cerveau, ca-

» ractérisée par un profond assoupissement, se
» développa, et il succomba. »

J'ai déjà dit que les dartres étaient formées
par un assemblage de petits boutons d'où s'é-
chappait une humeur âcre et purulente. Cette
humeur est quelquefois si abondante, que tous
les linges dont les malades sont recouverts en
sont totalement imbibés et que tout le corps
est pour ainsi dire dans une suppuration uni-
verselle. A combien de dangers ne s'expose-
rait-t-on pas si l'on tarissait la source de ce
suintement, qui a un but manifestement salutaire dans le plan curatif de la nature!

Les dartres ne se bornent pas à porter leurs
ravages sur la peau. Ces éruptions funestes
rampent aussi sur les membranes muqueuses
qui tapissent l'intérieur des fosses nasales, de la
bouche, du gosier. Nous voyons journellement
ces dartres se jeter sur les yeux et altérer diver-
sement ces organes, suivre le trajet du conduit auditif et produire la surdité. Les praticiens remarquent que la vessie en est fréquemment infectée, et cette observation remonte
jusqu'à Hippocrate. Chez les femmes elles s'é-
chappent, en quelque sorte, par la voie des
flueurs blanches, et il est peu d'organes qui
s'imbibent avec plus de facilité du virus dartreux que la matrice.

C'est encore un phénomène très-ordinaire de voir les dartres se compliquer de l'engorgement des glandes, soit aux cou, soit aux aisselles, soit aux aines, etc. Alors même les malades commencent à tomber dans la langueur et la mélancolie. Quelquefois ils sont minés par une fièvre qui est pour ainsi dire imperceptible. Les digestions sont laborieuses; les voies intestinales se remplissent de vents; le sommeil est pénible et souvent interrompu. Presque toujours les dartreux se plaignent d'un accablement extrême, d'une sorte de somnolence, etc.

A mesure que le vice dartreux fait des progrès, il survient un état de maigreur considérable. Le foie et la rate se tuméfient, et lorsqu'on touche le ventre, les malades se plaignent d'une vive douleur. Chez certains individus, les extrémités inférieures s'enflent, tandis que chez d'autres elles sont extraordinairement amaigries. Il en est qui sont fatigués par une toux opiniâtre, à la suite de laquelle survient une expectoration de matière glaireuse. D'autres éprouvent une telle gêne dans la poitrine qu'ils redoutent la suffocation. Quelquefois toute leur peau se résout en matière farineuse, et bientôt ils sont en proie à une véritable consomption dartreuse.

Insensiblement les dartres arrivent à leur troisième période ; les viscères du bas-ventre contractent des obstructions inguérissables. Il peut quelquefois survenir une infiltration générale, dont les effets sont constamment funestes.

C'est particulièrement dans l'âge avancé que les dartres éclatent avec une violence extrême. En effet la transpiration est presque anéantie chez les vieillards ; les vaisseaux n'ont ni la même flexibilité, ni la même vigueur que dans la jeunesse ; la peau est molle, flasque, elle a perdu sa tonicité et se laisse facilement imprégner par le virus dartreux. Alors une desquamation furfuracée abondante se manifeste et finit par épuiser les forces et déterminer la mort. Les malades succombent dans une agonie déchirante.

Il est des circonstances où le virus dartreux porte ses ravages sur la peau avec une telle violence, qu'elle se gonfle, se tuméfie, se gerce ou se détériore entièrement dans sa texture, au point de présenter une consistance qui la fait ressembler à l'enveloppe de certains quadrupèdes. Dans ces effroyables déformations, les malades conservent à peine l'apparence humaine ; ils ont la physionomie terrible des lions ou la face hideuse des satyres, selon la remarque de l'immortel Arétée. Cette maladie est devenue un objet d'épouvante et d'effroi pour beaucoup d'hommes. Plusieurs la regardent comme un ferment corrupteur, qui communique sa mauvaise qualité à tous les corps qu'il touche ou qu'il approche : et par un singulier contraste, beaucoup de personnes considèrent les dartres comme des affections légères et de peu d'importance; ils vont même jusqu'à dire que dans tous les cas il faut redouter de les guérir, parce que leur développement est salutaire à l'économie animale. Mais que penseraient ces personnes, si elles voyaient, ainsi que moi, plusieurs des individus qui en sont atteints, tomber et languir dans le marasme; si elles voyaient les fonctions du corps se pervertir successivement, et préparer ainsi la ruine entière des forces vitales?

Les dartres sont-elles contagieuses par le simple contact? Beaucoup de médecins n'hésiteraient point à répondre à cette question par l'affirmative; mais lorsqu'on veut l'examiner avec quelque soin on est très-embarrassé pour la résoudre. Cependant le pus d'une dartre vive, rongeante ou ulcérée, est capable de transmettre l'irritation aux parties qu'il touche, et d'y faire naître une maladie semblable à celle dont il est le produit. La lèpre, si voisine des dartres, et qui selon mon opinion n'en diffère que par des symptômes plus graves et plus hideux, est contagieuse par le simple contact. On sait de quelles précautions usaient les Juifs pour en empêcher la propagation, et combien de ladreries ou léproseries furent instituées lorsque les croisés la rapportèrent de la Terre-Sainte. De nombreuses observations puisées dans ma pratique particulière, tendraient à me faire penser que ces maladies sont presque toujours contagieuses, si je n'avais journellement des exemples du contraire. Plusieurs maris ont long-temps et impunément cohabité avec leurs épouses affectées de dartres, lors même que leurs enfans portaient en naissant des traces de ce funeste héritage, et par opposition j'ai été appelé à donner mes soins à beaucoup de personnes à qui elles avaient été communiquées. Que conclure de tous ces faits, si ce n'est que les affections dartreuses ne sont pas toujours contagieuses, mais qu'elles sont susceptibles de le devenir dans les dernières périodes de la maladie, surtout lorsque des causes prédisposantes peuvent faciliter sa transmission d'un individu à l'autre?

Je ne dois pas terminer cet aperçu général sur les affections dartreuses, sans parler de leurs complications et des rapports qu'elles ont avec d'autres maladies.

Une sorte d'affinité paraît lier les dartres avec divers ulcères, avec certaines excroissances et pustules de la peau. En effet, le même vice produit souvent ces affections différentes. Les symptômes qui les constituent sont fréquemment les mêmes, et c'est toujours avec succès qu'on leur oppose le nouveau traitement anti-dartreux.

A l'exemple de Mercuriali et de Turner, M. Alibert a établi une distinction entre la teigne et les dartres; cependant ces maladies sont analogues sous tous les rapports, elles doivent leur origine au même principe, elles suivent la même marche, elles cèdent au même traitement. Et n'est-ce pas se montrer trop jaloux de multiplier les espèces de maladies, que de séparer des affections tout-à-fait identiques par cela seul qu'elles ont un siége différent? Un érysipèle est toujours un érysipèle, quels que soient les endroits de la peau qu'il puisse occuper. Je ne puis passer sous silence le traitement barbare désigné sous le nom de *calotte*, et qui est généralement usité pour combattre la teigne. Ce procédé consiste à étendre sur de la toile une préparation composée de farine de seigle, de fort vinaigre et de poix. C'est après avoir préalablement ramolli et fait tomber les croûtes par des cataplasmes, qu'on pose l'emplâtre dont il s'agit, et qu'on le laisse séjourner et sécher sur le cuir chevelu. Trois jours après on l'en arrache avec violence et on en renouvelle l'application. On continue cette opération si cruelle pendant plusieurs mois, et chaque pansement entraîne l'avulsion d'une certaine quantité de cheveux. Ni les souffrances, ni les cris des enfans, pendant qu'on les torture pour arracher la calotte, n'ont pu faire abandonner ce procédé extraordinaire, dont les faibles avantages ne sauraient, dans aucun cas, compenser les graves inconvéniens.

Ma méthode appliquée à cette maladie de l'enfance, est non seulement toujours certaine dans ses résultats, mais encore elle seconde parfaitement les vues de la nature, puisqu'elle tend à éliminer par la suppuration, et sans douleur, le principe de cette affection si funeste pour des êtres qui commencent la vie, et qui ont un si grand besoin de nos soins, de notre intérêt et de notre appui.

La gale, maladie essentiellement contagieuse, ne me paraît en aucune manière différer des dartres, dont elle offre à la fois et la marche et les symptômes. Ne doit-on pas en effet la considérer comme une variété des deux espèces de dartres que j'ai décrites sous le nom de *dartres vésiculaire et boutonneuse,* puisqu'elle se manifeste, tantôt par des petites vésicules remplies d'une sérosité limpide, tantôt par de petits boutons renfermant du pus? Des phénomènes semblables qui cèdent au même mode de traitement, ne sont-ils pas une preuve que l'on a donné deux noms différens à une seule maladie?

Les dartres s'allient souvent aux affections écrouelleuse, vénérienne et scorbutique. Dans ce cas elles ont un masque particulier qu'il est très-essentiel de reconnaître, parce qu'elles réclament alors des moyens spéciaux propres à détruire cette combinaison morbifique.

Après avoir signalé les phénomènes généraux des affections cutanées, je vais autant que possible retracer avec ses couleurs les plus vraies la physionomie des différentes espèces de dartres ; étude du plus haut intérêt, puisque chacune d'elles apporte des modifications au traitement général qu'elles nécessitent.

Ordre suivant lequel j'ai classé et décrit les différentes espèces de dartres.

ESPÈCE PREMIÈRE. — Dartre éphélide, se manifestant par des taches jaunes et safranées, d'autres fois, fauves, plus rarement noirâtres, de formes et de dimensions très-variables.

ESPÈCE DEUXIÈME. — Dartre furfuracée ou farineuse, se manifestant par de légères exfoliations de l'épiderme, semblables à de la farine ou à du son : elle forme quelquefois sur la peau des plaques circulaires ou arrondies, dont les bords sont plus rudes que le milieu.

ESPÈCE TROISIÈME. — Dartre squammeuse ou écailleuse, se manifestant par des exfoliations de l'épiderme plus larges que dans l'espèce précédente.

ESPÈCE QUATRIÈME. — Dartre crustacée ou croûteuse, se manifestant par des croûtes jaunes, grises, blanchâtres ou verdâtres, de formes variées.

ESPÈCE CINQUIÈME. — Dartre rongeante, se manifestant par des boutons pustuleux ou ulcères rongeans qui fournissent un pus âcre et fétide.

Espèce sixième. — Dartre pustuleuse ou boutonneuse, se manifestant par des pustules plus ou moins rouges et volumineuses, plus ou moins rapprochées.

Espèce septième. — Dartre phlycténoïde ou vésiculaire, se manifestant par des vésicules de formes et de grandeurs variées.

Espèce huitième. — Dartre érythémoïde, se manifestant par des plaques d'un rouge foncé, ardentes et prurigineuses.

Espèce neuvième. — Dartre tuberculeuse, se manifestant sur une ou plusieurs parties des tégumens par des tubercules ou des tumeurs, des végétations, des fougosités qui rendent le corps des malades plus ou moins difforme. Quelquefois la peau devient rude, s'épaissit ; les excroissances dont j'ai parlé s'enflamment, s'ulcèrent, et laissent échapper une humeur âcre qui brûle les parties environnantes.

CLASSIFICATION

DIFFÉRENTES ESPÈCES DE DARTRES.

ESPÈCE PREMIÈRE.

Dartre éphélide. *Herpes ephelides.*

Cette espèce de dartre est caractérisée par des taches solitaires, disséminées ou réunies par groupes sur la périphérie de la peau. Leur forme est en général très-variée ; les unes ressemblent à des lentilles, les autres à des plaques irrégulières qui ont plus ou moins d'étendue, selon la cause qui les a fait naître.

Quoique ces sortes d'affections ne soient pas toujours des maladies très-graves, on les voit néanmoins prendre dans quelques circonstances un caractère très-alarmant. Il est donc utile de rassembler ici les divers traits qui se rapportent à leur histoire. D'ailleurs c'est un point de vue intéressant que d'examiner comment les tégumens se décolorent et révèlent en quelque sorte par leur surface toutes les altérations du corps humain.

Les éphélides peuvent se développer sur tous les points de la surface du corps ; mais on les rencontre le plus ordinairement à la partie antérieure du cou , à la poitrine, au sein chez les femmes, sur l'abdomen, aux aines et à la partie interne des cuisses. On ne les rencontre guère à la figure que chez les femmes enceintes, coïncidant évidemment avec la grossesse.

Leur durée est illimitée : survenues quelquefois accidentellement et d'une manière spontanée, elles disparaissent promptement ; dans d'autres circonstances , développées peu de temps avant l'apparition des règles , elles s'évanouissent ou s'affaiblissent lors de l'arrivée de cette évacuation.

Précédées d'une légère démangeaison , les éphélides se manifestent par de petites taches assez régulièrement arrondies. Elles offrent dans leur principe des diamètres différens : les unes sont de la largeur d'une pièce de dix sous , d'autres sont beaucoup plus petites, celles-là , au contraire, beaucoup plus larges. D'abord isolées et discrètes , elles sont répandues çà et là , et laissent entre elles de grands intervalles dans lesquels la peau a conservé sa couleur naturelle ; mais bientôt elles se multiplient, s'élargissent, se joignent, se confondent, et forment de larges plaques irrégulières qui occupent quelquefois des surfaces si étendues, que si l'on se contentait d'un examen superficiel, souvent prenant la teinte morbide pour celle de la peau, on serait tenté de considérer les points peu étendus où elle a conservé sa couleur naturelle, comme des parties malades que l'on croirait être le siége d'une décoloration.

La couleur des dartres éphélides varie suivant les dispositions de chaque individu, les tempéramens et beaucoup d'autres circonstances. Souvent elles sont jaunes et safranées; d'autres fois elles sont fauves comme des feuilles d'arbres mortes et desséchées par le soleil : elles peuvent être d'un brun noirâtre, d'un violet foncé.

Leur disposition donne souvent au corps l'aspect le plus hideux et le plus repoussant. Il est des individus tachés et chamarrés comme les zèbres ou les léopards.

Les éphélides ne s'accompagnent d'aucuns symptômes généraux, ne donnent lieu à aucun trouble dans l'économie; mais elles déterminent habituellement des démangeaisons incommodes. Le prurit est considérablement augmenté par les moindres impressions morales, et surtout par les plus petits écarts dans le régime. Il est ordinairement plus vif chez les femmes et chez les jeunes filles lorsqu'elles approchent des époques de la menstruation. Il devient quelquefois assez insupportable pour que les malades ne puissent résister au désir impérieux de se gratter; ce qui, loin de le calmer, l'accroît encore davantage. Ces démangeaisons augmentent le plus ordinairement par la chaleur du lit, et occasionnent quelquefois des insomnies longues et pénibles.

Quelquefois les éphélides accidentelles et passagères se terminent par résolution, et disparaissent en peu de jours; dans d'autres circonstances elles donnent lieu à une exfoliation épidermoïque, et persistent un temps plus ou moins long. J'ai guéri beaucoup d'individus qui depuis vingt et trente ans étaient flétris par ces sortes de maculations.

Les éphélides lentiformes, vulgairement appelées *taches de rousseur*, se manifestent chez les individus qui ont les cheveux d'un rouge ardent, les yeux d'un bleu pâle, le teint rouge et fleuri. L'odeur qu'ils exhalent aux aisselles, aux aines, aux oreilles, est rebutante, et explique en quelque sorte l'état maladif de leur peau. Cette odeur devient surtout insupportable lorsqu'ils sont renfermés dans quelque appartement durant le fort de l'été. C'est alors que leur sueur et toutes leurs excrétions sont excessivement fétides. On sait aussi que lorsque les femmes ont un pareil inconvénient, les hommes craignent de s'unir à elles et de s'en approcher.

L'éphélide hépatique est fréquemment accompagnée d'une altération grave dans les fonctions du foie, et dans ce cas, la maladie peut faire des progrès très-dangereux. Le fond de la peau se recouvre alors d'une teinte jaune, et tout l'appareil tégumentaire paraît être engorgé. Les malades ressentent dans toute la périphérie de cet organe, une espèce de gêne et de malaise qui est difficile à retracer. C'est alors qu'ils sont d'un caractère inquiet et morose, et continuellement portés aux idées tristes et mélancoliques.

L'éphélide scorbutique est le plus souvent d'une couleur brune et terreuse; elle est quelquefois aussi noire que la suie. Les intervalles sains de la peau la font paraître comme tigrée, chamarrée ou mouchetée. La plupart des malades qui en sont affectés, ont véritablement un aspect effrayant. Cette éphélide que je décris, est surtout familière à ceux qui sont tourmentés d'une affection scorbutique. Aussi voit-on se manifester chez ceux qui en sont affectés , les divers symptômes qui accompagnent ordinairement le scorbut, tels que le gonflement des gencives, souvent même des hémorragies qu'il est difficile de suspendre, la perte ou l'inaction des forces musculaires , un état d'amaigrissement et de marasme; à cette inertie de tout le corps se joint un entier abattement des facultés intellectuelles.

ESPÈCE DEUXIÈME.

Dartre furfuracée ou farineuse. *Herpes furfuraceus.*

Aucune dartre ne porte une dénomination plus convenable que celle dont je vais tracer le tableau. En effet, il est des malades dont la figure est tellement recouverte de cette matière farineuse ou furfuracée, qu'ils ressemblent à des meuniers ou à des boulangers. Elle est quelquefois *très-bénigne*, mais elle est, dans quelques circonstances, si grave, qu'elle suscite des démangeaisons vives et continuelles. La dartre dont il s'agit prend différentes formes à mesure qu'elle se développe dans l'économie animale. Tantôt l'épiderme se résout en matière farineuse, de couleur très-blanche, éparse çà et là sur les tégumens.

D'autres fois (et c'est alors qu'elle a le plus d'intensité) elle se dessine sur la peau en plaques rondes ou orbiculaires, dont les bords sont âpres, rudes et proéminens. Si on lave ces plaques furfuracées avec de l'eau tiède, la matière de l'exfoliation se détache et présente un aspect rouge et luisant. C'est surtout lorsque l'épiderme se convertit simplement en une substance farineuse, qu'il est facile de l'enlever. Mais, au contraire, quand la dartre manifeste les plaques arrondies dont j'ai parlé, il semble que les petites écailles qui la constituent soient plus adhérentes au système cutané.

La couleur terne des écailles farineuses n'est pas toujours aisée à déterminer. Parfois cette couleur donne à la dartre l'apparence des mousses, d'autres fois elle se rapproche de celle qu'offre le plâtre des murs pulvérisé et sali par le contact de l'air.

La dartre furfuracée se déclare le plus souvent à la partie externe de l'avant-bras, à son articulation avec le bras, à la partie extérieure de la jambe et du genou, etc. Je l'ai vue fréquemment placée sur les sourcils, et c'est alors qu'elle se montre plus rebelle aux moyens curatifs : une affection semblable sur une autre partie du corps n'exige souvent que trois mois de traitement, tandis que, fixée aux sourcils, quatre et cinq mois sont nécessaires pour obtenir une guérison parfaite.

Quoique la dartre furfuracée puisse attaquer toutes les parties de l'appareil tégumentaire, et que j'aie été souvent à même de guérir des individus qui en étaient universellement couverts, elle semble cependant affectionner davantage les endroits de la peau qui sont d'un tissu ferme et serré: de là vient qu'on la rencontre quelquefois sur le cuir chevelu, ce qui constitue la teigne, qui porte le même nom (*tinea furfuracea*), teigne furfuracée ou farineuse. La marche de cette dartre est très-variée, car si dans quelques circonstances elle conserve long-temps le siége qu'elle a d'abord occupé, dans d'autres cas elle disparaît soudainement pour se reproduire ailleurs sous la même forme ; il semble même que cette mobilité soit un de ses caractères distinctifs, car les autres espèces de dartres sont plus fixes et ne changent que rarement de place.

Je ferai observer en outre que la dartre farineuse exécute une sorte de rampement à la surface de la peau. C'est à l'aide de ce mouvement de reptation que les plaques furfuracées, dont j'ai parlé, s'agrandissent et s'étalent sur le système dermoïde; alors elles perdent quelquefois la forme ronde et deviennent ovales ou triangulaires. On en voit qui affectent la figure d'un croissant; et tandis que leurs bords restent rouges, durs et élevés, leur centre devient parfaitement sain et reprend sa couleur naturelle. Ces disques ou cercles furfuracés sont dans certains cas si nombreux, qu'ils recouvrent, ainsi que je l'ai déjà dit, la totalité des tégumens. La peau s'irrite et s'enflamme de plus en plus, et il n'est pas rare de voir la dartre farineuse se changer en dartre écailleuse. Cette conversion est de mauvais augure, parce que les malades sont exposés aux plus vives souffrances, et qu'ils peuvent tomber dans un marasme scorbutique.

Les démangeaisons que la dartre furfuracée occasionne, quoique peu considérables, sont souvent plus incommodes que les plus fortes douleurs; elles se déclarent avec plus ou moins de vivacité, selon le siége qu'elles occupent. C'est ainsi qu'elles sont plus fatigantes à l'anus, sur la région du coccix et aux fesses, chez les personnes dont la vie est habituellement sédentaire. Elles deviennent surtout intolérables lorsqu'elles attaquent les parties génitales des deux sexes. Combien de fois n'ai-je pas vu ces démangeaisons exister depuis plusieurs années aux parties génitales chez les femmes, sans qu'on se doutât que c'était le virus dartreux qui les fomentait. Enfin le prurit qu'excite la dartre furfuracée est d'autant_plus intense qu'elle attaque des parties plus éminemment douées de sensibilité.

ESPÈCE TROISIÈME.

Dartre squammeuse ou écailleuse. *Herpes squammosus.*

La dartre squammeuse, que je vais décrire, est infiniment plus grave que la dartre farineuse, aussi lui a-t-on donné, avec quelque raison, le nom de *dartre vive.* Elle occupe de préférence les parties dans lesquelles la graisse, le mucus, le gluten, abondent davantage. De là vient qu'on la rencontre si fréquemment autour des oreilles, au nez, aux lèvres, au bout des mamelles chez les femmes, à l'aine, aux organes sexuels, au périnée, etc. Souvent elle envahit l'universalité de la peau, et y forme des plaques écailleuses d'une étendue considérable. Enfin elle rampe quelquefois jusque dans l'intérieur de la bouche, du nez, du rectum et du vagin, où elle cause les plus graves accidens.

Lorsque la dartre écailleuse commence à se développer, le système dermoïde s'enflamme, s'irrite, et rougit ordinairement dans un ou plusieurs points de sa surface. Il s'y forme alors de très-petites pustules plus ou moins rapprochées, qui se multiplient en excitant un prurit excessif. Bientôt il s'en écoule une matière âcre, dont l'odeur se rapproche beaucoup de celle de la farine échauffée ou du bois vermoulu. Les vaisseaux par lesquels l'épiderme s'unit à la peau se détruisent, et cette membrane se résout en écailles larges, humides et transparentes, lesquelles tombent et sont remplacées par d'autres destinées à subir le même sort.

Les écailles qui constituent la dartre que je décris, prennent des formes très-variées : souvent la dartre squammeuse a pour signe extérieur de tracer dans l'intérieur des mains des orbes qui vont en s'agrandissant, du centre à la circonférence. Souvent les écailles desséchées et coriaces prennent une consistance dure au toucher, et jusqu'à la couleur d'un jaune verdâtre qu'affectent les lichens dont l'écorce de certains arbres est constamment recouverte.

C'est surtout lorsque la dartre écailleuse suinte et qu'elle est souillée de toutes parts par une matière âcre, qu'elle provoque les démangeaisons les plus violentes. Alors la peau est si vivement et si universellement enflammée qu'elle devient rouge comme le carmin ; les malades ne parlent que *d'âcreté de sang* , *de feu in-térieur* , etc. ; il en est qui se croient dans un brasier ardent qui les dévore sans les consu-mer jamais ; d'autres ressentent des flammes qui montent et traversent subitement le visage ou d'autres parties de la peau : les expressions manquent pour peindre avec des couleurs assez fortes les tortures innombrables dont ces infor-tunés sont la proie. Dans leur désespoir ils in-voquent la mort. Aucun repos n'est permis aux malheureuses victimes de la dartre écailleuse. La nuit surtout, la rosée muqueuse qui les inonde les empêche de se livrer au sommeil, parce qu'elle provoque à chaque instant des démangeaisons nouvelles. J'ai guéri des indivi-dus qui, après avoir essuyé mille angoisses de-puis la veille , se déchiraient encore au point du jour au milieu des débris sanglans de leur épiderme. La situation de ces malheureux était véritablement des plus souffrantes.

Qui peindra surtout les cuissons que l'on éprouve lorsque la dartre écailleuse se porte sur la membrane muqueuse du vagin , de la verge, des fosses nasales , de la voûte du palais? L'humeur qui lubrifie naturellement cette mem-brane, est un aliment continuel pour l'inflam-mation ; et le supplice continuel qu'on endure peut se perpétuer toute la vie si on n'oppose pas des moyens énergiques à cet état mille fois déplorable.

Quelquefois la dartre squammeuse acquiert plus d'intensité ; alors elle ulcère profondément la peau, et se convertit en dartre rongeante. Des maux plus graves encore peuvent succéder à cette horrible maladie. En effet, dans quelques circonstances la peau se gerce d'une manière affreuse ; la chute des poils s'opère à sa surface, on voit s'écouler de toutes parts une matière purulente et fétide qui se convertit à la fois en croûtes et en écailles. La fièvre hectique se déclare ; il se manifeste des douleurs vives qui s'exaspèrent pendant la nuit, ainsi que des démangeaisons universelles ; le corps, qui est alors celui d'un véritable lépreux, dégénère, pour ainsi dire, en pourriture, et on voit suivre de très-près le marasme, l'insomnie et la mort.

ESPÈCE QUATRIÈME.

Dartre crustacée ou croûteuse. *Herpes crustaceus.*

Cette dartre est ainsi désignée à cause de la nature particulière de son éruption. Ce ne sont ni des écailles farineuses, ni des desquammations furfuracées que l'on observe sur la peau ; ce sont des croûtes qui se manifestent à mesure que la matière de l'exsudation dartreuse se dessèche et se concrète par l'action de l'air ambiant. Elles doivent être pour les praticiens un objet intéressant d'attention et d'étude : c'est une sorte d'emplâtre, de couvercle salutaire que la nature établit pour garantir un ulcère ou une maladie quelconque de la peau, du contact extérieur. Les croûtes ne sont en conséquence que le résultat du desséchement de la matière ichoreuse qui s'échappe des petites pustules que forme cette dartre. Il ne faut souvent que l'espace d'un jour pour qu'elles acquièrent une certaine consistance ; elles reçoivent même tous les jours un nouvel accroissement, parce que le foyer de la matière dartreuse reste constamment le même : le plus souvent elles tombent pour faire place à d'autres, surtout lorsque la dartre est d'un caractère bénin. Elles laissent alors sur la peau des cicatrices légères, ou souvent de simples taches d'un rouge sale. Au contraire, lorsque la dartre porte avec elle un caractère de malignité, les croûtes ne se détachent qu'avec une difficulté extrême. Qu'arrive-t-il alors? le pus s'accumule, l'ulcère s'élargit, la peau s'enflamme, les bords de la dartre se durcissent, et quelquefois se tuméfient considérablement.

En étudiant l'espèce de dartre dont je m'oc-

cupe, j'ai rencontré les dispositions les plus singulières dans la configuration des croûtes. Les
unes sont lisses et forment comme des plaques
plus ou moins étendues sur le système dermoïde ; les autres sont rudes, bosselées, ou
offrent de petits sillons irréguliers ; enfin, s'il
est permis de se servir de toutes les comparai-
sons possibles pour donner une idée juste des
maladies, on en rencontre quelquefois qui sur-
prennent l'observateur par leur ressemblance
frappante avec les mousses qu'on voit adhérentes à l'écorce des arbres.

D'autres fois, lorsqu'elles ont très-long-temps
séjourné sur la partie affectée, elles sont bosselées, dures, âpres au toucher, ayant presque
l'apparence des pierres noircies par la vétusté.

La couleur des croûtes dartreuses n'est pas
moins susceptible de changer. Il en est qui sont
blanchâtres ou d'un gris verdâtre ; la plupart
sont d'un jaune citrin ou flavescent : luisantes
et comme cristallisées, elles offrent l'apparence
d'un miel épais, ou ressemblent assez bien par
leur brillant aux sucs résineux ou gommeux qui
découlent de certains arbres.

La dartre croûteuse arrive quelquefois à un
très-haut degré de violence. Alors la face des
malades se trouve comme masquée par une
matière croûteuse sèche et friable, qui adhère

plus ou moins fortement à une peau rouge et enflammée. Le tissu cellulaire se tuméfie à un point extrême. Dans les endroits où les croûtes manquent, l'épiderme est souvent dur et raboteux : on y aperçoit de petites écailles ; mais seulement dans les parties écorchées par la main de l'individu dartreux qui se gratte avec force, la chair vive suinte et offre de petits boutons rougeâtres qui rendent continuellement une matière âcre et purulente.

La dartre croûteuse produit communément de très-vives démangeaisons sur la peau ; elle a souvent un grand rapport avec les cuissons, et cette sorte de tension que fait éprouver l'érysipèle. Elles ont lieu principalement quand les croûtes sont tombées, et que la partie affectée se trouve dépouillée de son épiderme.

La dartre crustacée peut occuper différens siéges sur le système dermoïde. Elle se place souvent sur le milieu des joues, avance jusqu'à la commissure des lèvres, et forme un arc circulaire autour de la bouche. Je l'ai vue se montrer au cou, au front, et même sur toute la tête chez un individu écrouelleux. Elle occupe quelquefois les ailes du nez. D'autres fois elle se place sur le bout du sein chez les femmes, quand elle est mise en jeu par une maladie laiteuse : enfin il est assez ordinaire de voir la dartre croûteuse éclater sur presque toute la surface du corps, envelopper les cuisses, les jambes, les bras, s'étendre en larges plaques sur les épaules, le long des reins, et à la partie antérieure du ventre.

Cette espèce de dartre offre plus d'opiniâtreté quand elle est compliquée et fomentée par un état écrouelleux ou scorbutique. Il est vrai que ces mélanges de symptômes qui appartiennent à diverses affections, sont bientôt reconnus par les yeux d'un praticien exercé ; mais souvent combien sont infructueuses les tentatives auxquelles il se livre pour les guérir !

La nature se montrera toujours rebelle aux efforts du médecin inexpérimenté qui ne sait pas varier ses moyens curatifs, et qui n'apporte pas à une méthode sanctionnée par une longue expérience toutes les modifications qu'exigent les circonstances.

ESPÈCE CINQUIÈME.

Dartre rongeante. *Herpes exedens.*

Que de noms divers cette dartre a reçus ! Quand une maladie est fréquente, quand elle cause des maux graves ou nombreux, il semble que les langues deviennent plus expressives pour la désigner. De là vient que la dartre dont je vais parler est indiquée, dans les livres de l'art, sous une multitude de dénominations effrayantes, qui peignent avec plus ou moins de force l'étendue ou l'intensité de ses ravages. C'est ainsi que les titres d'*herpes exedens*, d'*herpes estiomenus*, de *lupus vorax*, de *papula fera*, lui ont été successivement prodigués. En effet, quels traits de différence nous présente la marche de cette affection désastreuse, quand on la compare avec celle des autres espèces de dartres ! Celles-ci n'attaquent communément que la peau ; mais la dartre dont il s'agit n'épargne aucun des tissus divers dont le système dermoïde se compose. Elle est le foyer d'une ulcération profonde, d'où s'échappe continuellement une matière purulente, fétide et corrosive, qui va jusqu'à détruire les muscles, les vaisseaux, les membranes, les cartilages et même les os. Elle fait quelquefois de tels progrès sur la face, qu'elle provoque la chute de tous les poils, en labourant en quelque sorte le visage. Combien d'individus n'ont-ils pas perdu leur barbe par le triste effet de cette affection désespérante !

Cette dartre offre plusieurs degrés aux regards de l'observateur. Avant que cette sorte de décomposition rongeante ne se manifeste sur le corps vivant, tout semble annoncer la malignité prochaine des symptômes qui doivent éclater. Le tissu de la peau rougit avec intensité, devient dur, bosselé, inégal. Une douleur sourde se déclare dans l'endroit même où commence le développement de la dartre. La surface cutanée est atteinte d'une démangeaison assez incommode, que les malades cherchent vainement à apaiser par un frottement continuel et très-nuisible. Alors il conviendrait de prévenir la formation de ce mal horrible, ou du moins de l'arrêter dès son début; mais les malades savent à peine ce que doit devenir ce premier point d'irritation : très-souvent on n'y attache aucune importance, et on ne prend aucune mesure pour détourner un pareil fléau. Semblables à ces germes funestes de putréfaction qui détruisent avec promptitude la substance intérieure des plus beaux fruits, ce levain de corruption morbifique se déploie bientôt sans qu'on puisse arrêter sa marche et son affreux développement. Cette décomposition effrayante marche au gré des causes qui la favorisent : l'épiderme se soulève, se déchire et tombe ; la peau entière s'irrite, se tuméfie ; du sein d'une pustule ulcérée jaillit une matière d'une qualité si âcre, qu'elle enflamme et rougit les parties environnantes, et qu'elle devient ensuite

une des causes les plus actives de l'accroissement du mal.

Il est un troisième degré de cette affection
dans lequel elle gagne considérablement en pro-
fondeur ; elle traverse, en les corrodant, les
parties adjacentes au système dermoïde, les os
sont atteints et cariés ; et c'est alors que la matière purulente devient plus épaisse, plus fétide et plus corrosive. Le sommeil des malades
commence à être interrompu ; une fièvre lente
vient les consumer; les fonctions internes se
troublent et se dérangent, particulièrement la
digestion ; il survient une diarrhée qui ne man-
que pas d'être funeste, parce qu'elle affaiblit
journellement les forces.

Enfin, tous les systèmes organiques partici-
pent à l'infection locale. Le système lymphatique se prend, et tous les organes du ventre
commencent à s'engorger ; le teint verdâtre des
malades annonce que la rate est obstruée ; le
foie ne tarde pas à subir la même altération ;
une infiltration gagne bientôt les parties inférieures : alors le dévoiement devient perpétuel
au lieu d'être intermittent ; c'est à proprement
parler un dévoiement colliquatif auquel succède la mort.

La dartre rongeante est susceptible de plusieurs complications dont l'étude est du plus

3 *

haut intérêt, en raison du traitement qu'elle réclame. Lorsqu'elle est combinée avec le scorbut, elle a un aspect livide et la peau est pour ainsi dire vergétée de taches blanchâtre ; lorsqu'elle tient à un vice vénérien, elle présente une teinte cuivreuse qui est propre à cette affreuse maladie; enfin, lorsqu'elle est fomentée par la diathèse écrouelleuse , on aperçoit des élévations charnues, et un tel gonflement du tissu cellulaire , que la tête de certains individus en est monstrueuse.

La dartre rongeante est presque toujours une et solitaire sur un point particulier de la surface du corps ; je dois ajouter qu'elle semble se jeter de préférence sur certaines parties. C'est ainsi que le visage en est le plus fréquemment atteint , et qu'on la voit ordinairement se manifester sur le nez et sur la lèvre supérieure de la bouche. Comme elle conserve le caractère rampant des autres dartres , quelquefois elle s'avance jusqu'au front qu'elle ronge profondément. Enfin les lombes et les reins peuvent être lacérés par ce fléau déplorable.

Est-il une dartre plus redoutable que celle dont je viens de tracer le tableau ? Elle attaque tous les âges et toutes les conditions de la vie humaine. Cette dégénération affreuse se rencontre chez les enfans, chez les hommes d'un âge mûr, chez les vieillards ; elle peut atteindre l'un et l'autre sexe ; on la trouve chez les riches aussi bien que chez les pauvres, etc. Pourquoi faut-il que l'espèce la plus fatale soit aussi la plus répandue ! C'est un spectacle digne de pitié que de voir des individus dont le visage est affreusement défiguré, et qui sont privés, par la dartre rongeante, des traits les plus importans dont se compose la physionomie humaine.

ESPÈCE SIXIÈME.

Dartre pustuleuse ou boutonneuse. *Herpes pustulosus.*

Cette espèce de dartre a reçu le nom spécifique de *pustuleuse*, pour exprimer le phènomène le plus apparent qui la caractérise. La peau rougit, s'élève et forme un bouton proéminent ; bientôt la tête du bouton blanchit, ce qui décèle la présence d'une certaine quantité de pus. Ce pus se dessèche et forme une écaille ou croûte légère qui tombe ou reste plus ou moins long-temps adhérente à la surface cutanée. A côté de ces boutons desséchés s'élèvent d'autres boutons qui suivent absolument la même marche.

Mais combien ces boutons pustuleux varient

par leur forme, leur volume et leur situation ! Souvent ils sont petits, enflammés, environnés d'un cercle rougeâtre, et groupés en corymbe sur le menton ; plus souvent encore cette éruption partielle masque, pour ainsi dire, le haut du visage, tuméfie le tissu de la peau, et lui donne une couleur rosée. Quelquefois aussi les petits boutons diffèrent des précédens, en ce qu'ils sont d'un gris luisant comme la perle, ce qui leur donne l'apparence de grains de millet ; ils se manifestent d'ordinaire à la partie supérieure du front chez les jeunes filles qui approchent de la puberté. Enfin, la dartre dont il s'agit est assez fréquemment caractérisée par des pustules solitaires plus volumineuses que de coutume, de la grandeur d'un pois, qui sont éparses çà et là sur différentes parties du système dermoïde, qui pourtant s'étendent, se multiplient insensiblement, jusqu'à ce qu'elles se touchent et deviennent en quelque sorte confluentes.

La dartre pustuleuse peut se montrer à la tête, sur le devant de la poitrine ou derrière les épaules ; mais elle attaque plus particulièrement les joues, les pommettes, le nez, le front, etc., et imprime avec le temps à ces diverses parties une couleur rosacée, de laquelle est dérivée son nom de COUPEROSE ou GOUTTEʀᴏsᴇ. Il est des personnes qui par habitude ou par paresse conservent toute leur vie cette infirmité dégoûtante. Cependant quelle multitude de désagrémens ne cause-t-elle pas aux individus qui en sont affligés ! Elle les réduit à devenir un objet de répugnance pour ceux qui les entourent. Lorsqu'elle parvient à son plus haut degré d'accroissement, elle tuméfie d'une manière hideuse le tissu cellulaire de la face ; elle altère toutes les formes du visage, efface tous les traits de la physionomie. Toutes les fois que la couperose se déclare, la peau du visage s'enflamme et rougit, on voit alors naître et se développer çà et là ou par groupes une multitude de petits boutons, d'autres fois ils sont volumineux et durs au toucher , bientôt leur sommet blanchit, ce qui décèle une matière âcre et purulente.

Cette maladie cutanée se complique souvent d'une affection du foie ; souvent elle est liée à une dégénération scorbutique qui tuméfie les gencives , et prépare la chute des dents dans une vieillesse prématurée.

Les individus maltraités par la couperose sont cités comme des types de laideur ; ils inspirent même une sorte d'effroi , quand leur visage se couvre d'aspérités et de petites tumeurs sarcomateuses. Par le développement et les grands progrès de cette maladie, souvent le nez grossit dans toutes ses dimensions, ainsi que la peau du front et le tissu graisseux des joues et des lèvres. Cet accident est des plus redoutables ; il est surtout fréquent chez les femmes, et c'est celui auquel il semble qu'il soit le plus difficile de remédier. On peut en effet, à l'aide d'un fard plus ou moins ingénieusement inventé, cacher les ravages du temps, corriger des teintes défectueuses, effacer jusqu'aux traces d'une légère affection cutanée ; mais les prestiges et les soins étudiés de la coquetterie la plus raffinée ne sauraient dissimuler ces engorgemens partiels qui se forment dans l'épaisseur de la peau, qui changent les rapports et la configuration des traits, qui ôtent à la physionomie sa régularité, sa finesse et son charme.

Dans quelques circonstances les malades atteints de la dartre pustuleuse éprouvent à peine quelques démangeaisons; dans d'autres circonstances ils ont la face tout enflammée, et souvent ils sont contraints de la baigner dans l'eau fraîche pour apaiser les feux irritans qui la dévorent : c'est ce qui arrive souvent à ceux dont la figure est couperosée ; ils ressentent des bouffées de chaleur qui leur montent à la tête après avoir bu ou mangé, ou après un exercice fatigant. C'est surtout lorsqu'ils s'approchent du feu qu'ils sont douloureusement affectés.

L'action du calorique excite sur la peau une sensation analogue à celle que pourrait occasionner les piqûres simultanées de plusieurs aiguilles ; c'est quelquefois une douleur pungitive, et d'autres fois un prurit brûlant. La dartre pustuleuse qui occupe le menton donne lieu à des fourmillemens ; celle qui attaque le front et les tempes fait éprouver une tension incommode ; enfin celle qui est répandue sur différentes parties du corps donne lieu à des démangeaisons véhémentes qui occasionnent un grand feu et surviennent par intervalles.

Tel est le tableau le plus ordinaire de la dartre pustuleuse dans tous ses degrés.

ESPÈCE SEPTIÈME.

Dartre phlycténoïde ou vésiculaire. *Herpes phlyctenoides.*

Cette affection dartreuse offre ce caractère particulier qu'elle est presque toujours accompagnée d'une fièvre plus ou moins violente : mais cette fièvre qui suit l'éruption ne se manifeste que par intervalles ; c'est en quelque sorte un accident symptomatique : aussi la dartre vésiculaire dure-t-elle quelquefois plusieurs années. Lorsque cette éruption se déclare , on voit naître çà et là sur la peau des boutons rouges et douloureux qui se convertissent en petites ampoules pleines d'une sérosité limpide et transparente , qui peut avoir aussi la couleur d'un jaune paille. Ces vésicules affectent tantôt une figure sphérique, tantôt une figure parfaitement ronde. Il en est qui présentent la forme d'une amande divisée dans sa longueur. Quand elles sont très-considérables par leur volume , elles ressemblent à des bulles de savon ou à ces vésicules que produit l'application de l'eau bouillante sur les tégumens.

La disposition des phlycthènes sur la peau est aussi variable que leur situation : tantôt elles sont séparées et très-distantes les unes des autres ; tantôt elles se touchent par leurs bords ; quelquefois elles se confondent et occupent de cette manière l'universalité de la peau.

Combien de fois ne voit-on pas cet exanthême se propager dans l'intérieur de la bouche , de l'œsophage , de l'estomac et du conduit intestinal ! La dartre vésiculaire ne produit pas toujours des ravages aussi étendus ; on peut même dire que le plus souvent elle n'attaque qu'une seule partie du corps : elle forme ordinairement une sorte de bande ou de ceinture en serpentant autour de la moitié du corps : le nom de *zona* ou de *zoster* lui est généralement donné par les praticiens. Elle fait quelquefois un cercle complet. J'ai vu des éruptions vésiculaires entourer le cou comme une cravate, s'étaler en larges plaques sur le cuir chevelu, sur le front, sur le visage, sur la poitrine, s'étendre comme un ruban le long des bras et des cuisses, etc.

Si l'on suit la marche des boutons vésiculeux, on voit que la sérosité qu'ils contiennent devient trouble, opaque, et qu'elle acquiert plus de consistance : bientôt ces boutons se brisent spontanément, ou s'affaissent en formant des plis et des rides sur la peau.

Les vésicules ne se montrent point simultanément sur toute la surface de la peau ; elles se succèdent pour ainsi dire les unes aux autres, et elles se dessèchent également d'une manière progressive.

La dartre vésiculaire se manifeste avec des démangeaisons aiguës et brûlantes. Ces démangeaisons surviennent comme des crises, et durent plusieurs heures ; quelquefois ce sont des élancemens difficiles à décrire. Ce qu'il y a de déplorable, c'est qu'elles ne disparaissent pas toujours lorsque l'éruption s'évanouit.

La dartre phlycténoïde ou vésiculaire conduit fréquemment à la mort, lorsqu'elle devient confluente, et qu'elle envahit tout le système des tégumens : elle est quelquefois si universellement répandue, que les individus qui en sont frappés perdent la faculté de se mouvoir ; toutes leurs fonctions sont embarrassées : aux douleurs locales viennent se joindre des souffrances intérieures qui sont d'une violence excessive, des anxiétés, des mouvemens spasmodiques, de fréquentes défaillances. Du reste, les symptômes qui se manifestent sont absolument analogues à la direction que prend le virus dartreux. S'il se porte vers la tête, il y a céphalalgie, délire, et un affreux tintement d'oreilles ; s'il gagne la poitrine, il y a des palpitations et une gêne continuelle dans la respiration ; enfin, s'il s'étend jusqu'aux intestins, il survient un sentiment de tension et de brûlure dans l'abdomen et dans les aines ; les malades sont épuisés par une diarrhée colliquative, etc. C'est alors que les urines sont rouges et très-enflammées. Parlerai-je des ulcérations produites par la dartre vésiculaire ? elles rendent une sérosité noire et corrompue ; presque toujours elles sont superficielles. Cependant la dartre rampe dans l'intérieur du corps ; elle suscite quelquefois une toux opiniâtre et l'expectoration de quelques crachats purulens. Pourquoi faut-il que dans cette déplorable circonstance la déglutition devienne parfois laborieuse et presque impossible ? Quelquefois on a vu la gangrène suivre l'éruption de cet horrible exanthème, provoquer la chute des doigts, et causer d'affreux ravages sur tous les membres. On a vu des malades·succomber par la seule violence des vésicules, qui, se multipliant à l'infini, déchiraient universellement l'épiderme, et le couvraient de plaies livides et noirâtres.

ESPÈCE HUITIÈME.

Dartre érythémoïde. *Herpes erythemoides.*

Cette espèce de dartre se manifeste sur une ou plusieurs parties des tégumens par des élevures rouges et enflammées. Ces élevures, produites par le gonflement du tissu cutané, se terminent à la longue par de légères exfoliations de l'épiderme.

Cette affection a été rarement observée ; cependant Vogel paraît l'avoir connue. En effet, cet auteur fait mention d'une maladie qui se déclare par des plaques d'un rouge foncé, lesquelles sont ardentes et prurigineuses ; elles viennent avec ou sans fièvre : elles sont accompagnées de douleurs vagues dans la tête ou dans les épaules; ensuite ces plaques pâlissent et se terminent par une desquammation légère, etc.

Je reconnais dans ce tableau la plupart des phénomènes que je décris. Ce sont pareillement des taches rouges, isolées, qui s'étalent sur le dos des mains, sur le visage, sur la poitrine, etc. Ces taches laissent entre elles des intervalles où la peau est parfaitement saine et naturelle. On croirait, au premier coup d'œil, que le malade a été piqué par des insectes venimeux, tels que les cousins, les frelons, les abeilles, etc.

Dans tous les endroits affectés, la peau s'irrite et se tuméfie; après quelques jours, lorsque l'état inflammatoire diminue, elle se ride ou se gerce en s'affaissant. Elle était d'abord d'un rouge cinabre; mais ensuite elle prend une teinte bleuâtre ou violacée, quelquefois jaunâtre; enfin son épiderme s'exfolie légèrement.

Les malades éprouvent des picotemens légers et superficiels, analogues à ceux que ferait éprouver l'application d'une eau âcre ou saline sur une plaie, un sentiment de gêne et de roideur, et une sorte de fourmillement. Lorsqu'il y a de la fièvre, la tête est affectée d'une douleur gravative, etc.

Cette dartre a beaucoup d'analogie avec la dartre vésiculaire , relativement à la marche des phénomènes. Elles ont cela de commun qu'elles parcourent toutes deux leurs périodes , tantôt en peu de jours , tantôt en plusieurs mois. Cependant cette dartre peut durer long-temps et affecter un caractère chronique , car les élevures ou saillies cutanées ne s'évanouissent sur une partie du corps que pour se porter sur une autre.

ESPÈCE NEUVIÈME.

Dartre tuberculeuse. *Herpes tuberculosus.*

Cette espèce de dartre se manifeste sur une ou plusieurs parties du corps par des tubercules ou des tumeurs , des végétations , des fongosités qui rendent le corps des malades plus ou moins hideux.

Souvent cette affection ne se manifeste que par une légère tuméfaction de la peau , qui bientôt prend plus de saillie et d'étendue ; elle forme de petites tumeurs aplaties , souvent irrégulières, le plus ordinairement ovales ; elles sont luisantes, dures et résistent au toucher, leur couleur est quelquefois d'un rouge foncé , d'autres fois d'un rose pâle ; du reste , cette coloration présente quelques différences selon la température, et chez les femmes aux époques menstruelles.

Ces petites tumeurs tuberculeuses, qui peuvent acquérir plusieurs pouces de diamètre, siégent le plus ordinairement à la partie antérieure de la poitrine. Cependant on les voit se manifester sur le cou, au visage, sur les bras et dans d'autres parties du corps. Quelquefois on les voit avec le temps se ramollir, s'ouvrir, et fournir un pus épais, gommeux, d'une couleur verdâtre ; d'autres fois il en résulte des ulcères virulens, et le liquide qui en découle est d'une telle acrimonie qu'il cause la mortification de la peau. Quelquefois cette espèce de dartre se manifeste par des excroissances composées de petits lobules granulés qui rendent une humeur âcre, qui pullulent et se développent à la manière des fraises et des framboises, dont elles ont la forme, la couleur et très-souvent le volume. Ces petites pustules granulées et fongueuses, qui croissent successivement et s'élèvent considérablement au-dessus du niveau de la peau, sont rougeâtres ou d'un violet foncé, isolées ou réunies, et donnent lieu à l'exsudation d'une matière visqueuse et gluante. Si cette humeur séjourne long-temps sur ces excroissances, elle devient d'une puanteur excessive ; les malades éprouvent des démangeaisons et une sorte de tension dans la totalité des tégumens. Dans le premier temps de son existence, ces végétations sont tellement dures qu'on est loin de soupçonner une suppuration prochaine ; mais dans la seconde période la peau qui les recouvre se déchire, et chaque tubercule devient un ulcère fétide : c'est par les progrès de leur décomposition que ces tubercules prennent successivement la couleur d'un noir verdâtre, ou une teinte violacée très-obscure. On s'imagine voir des fruits se pourrir sur la tige qui les supporte.

Quand cette maladie prend le masque de la maladie vénérienne, ces désordres sont presque toujours plus horribles. Lorsque ce mal affreux a fait des progrès considérables, la peau est si profondément altérée que les cheveux et les poils perdent leur couleur ; souvent le virus pénètre dans le système osseux et y produit des ravages considérables. Les os, frappés par la douleur, se gonflent, deviennent spongieux, et se carient.

La tête de certains malades se couvre de végétations spongieuses et d'ulcères dont les bords sont calleux et comme déchirés : ces ulcères sont d'une puanteur si intolérable, que les corps de ceux qui en sont atteints sont, pour ainsi dire, corrompus avant leur mort. Rien

n'excite davantage la compassion que les cris
que leur arrache la douleur.

Enfin la dartre tuberculeuse est quelquefois
poussée à un tel degré d'intensité qu'elle constitue ce que l'on nomme la *lèpre*, la plus redoutable des maladies cutanées, une de celles
qui tiennent la première place dans l'histoire des
malheurs du genre humain. Nos pères la regar-
daient comme un signe non équivoque de la ven-
geance céleste ; son nom seul inspirait de l'horreur à tous les peuples. Il est peu de désastres
qui aient fait autant de victimes ; et, ce qu'il
y a de plus triste, c'est que la mort ne termine
que lentement les souffrances des infortunés
qui en sont atteints. « Il semble que ce mal,
dit énergiquement M. de Pons, en veuille moins
à l'existence de l'homme qu'à ses formes, et
qu'il fasse plutôt consister son triomphe à dégra-
der qu'à détruire. » Une seule observation re-
cueillie à l'hôpital Saint-Louis suffira pour mettre au jour cette vérité, et retracera beaucoup
mieux, je le pense, les symptômes de cette
épouvantable maladie.

Le nommé Arnout, pauvre bûcheron de la
forêt des Ardennes, fait le sujet de cette observation. Cet homme, qui pouvait avoir atteint
l'âge d'environ trente ans, rapportait l'origine

de sa maladie à une chute de cheval qu'il avait faite dans l'eau. (Il est probable que cet individu portait le germe funeste de la lèpre, et que cette circonstance , ainsi que le coup qu'il reçut plus tard, le développa.) Il fut exposé à un froid très-vif et très-prolongé. A cet accident succéda une fièvre très-véhémente. Une contusion forte qu'il reçut à la jambe droite fut suivie, deux mois après, d'un épaississement prodigieux de l'épiderme, et d'un engorgement consécutif de cette même jambe. Il était alors âgé de quatorze à quinze ans. Cet engorgement dura jusqu'à vingt ans, époque à laquelle il se prolongea jusqu'à la cuisse : dans la suite la jambe et la cuisse gauche furent également attaquées ; elles étaient recouvertes d'écailles qui se desséchaient , tombaient et étaient remplacées par d'autres : tel est du moins le rapport que le malade fit de ce qui avait précédé lorsqu'il se présenta à l'hôpital. Mais alors sa peau avait totalement contracté la dégénération lépreuse; elle était dure, calleuse, hérissée de tumeurs et de tubercules, hideusement traversée par des rides profondes ; elle était d'une couleur grisâtre semblable à celle de l'éléphant (1) ou du chien de mer. Plusieurs per-

(1) On a aussi donné à la lèpre le nom d'*élephan-*

sonnes furent alors à même d'observer des fragmens de cette peau dégénérée, que M. le docteur Ruette présenta à différentes sociétés savantes. D'ailleurs, le malade avait les autres symptômes qui caractérisent la lèpre tuberculeuse : son visage était horriblement tuméfié ; il offrait deux larges sillons le long de la commissure des deux lèvres, devenues très-épaisses. Le front était proéminent, et présentait beaucoup de rides ; les oreilles et les ailes du nez avaient monstrueusement grossi ; sa face était huileuse et blafarde, etc. ; son haleine était pestiférée. Le malade ne rendait que des sons rauques et glapissans ; le ventre était extrêmement gonflé, etc. ; le malade succomba.

Tel est le triste et douloureux tableau de la dartre tuberculeuse lorsqu'elle a fait des progrès considérables, et qu'elle se développe avec toute son énergie.

---

tiasis, parce que ceux qui en sont attaqués ont la peau dure, écailleuse, épaisse, inégale et ridée comme celle des éléphans.

*Nomenclature des différentes maladies dont le
principe dartreux peut être la source.*

Coup de sang, apoplexie, paralysie.
Mélancolie.
Épilepsie ou haut-mal.
Folie.
Idiotisme ou imbécillité.
Somnambulisme.
Convulsions.
Douleur de tête ou migraine.
Douleurs nerveuses, *tic douloureux*,
sciatique.
Asthme.
Coqueluche, croup.
Palpitations de cœur.
Anévrisme du cœur.
Pulmonie et crachement de sang.
Maladies des yeux, *inflammation des pau-
pières, cécité.*
Suintement d'oreilles et surdité.
Écrouelles, *carreau, rachitis* ou *noueure.*
Exostose ou gonflement et carie des os.
Obstructions du foie.

Hématurie ou pissement de sang.

Colique, diarrhée ou dévoiement.

Cancer du sein, de l'estomac, des in-testins, de la matrice, ou *ulcère* de la matrice.

Alopécie ou chute de la barbe et des cheveux.

Ecoulement des parties génitales, blen-norrhagie urétrale, flueurs blanches.

Hémorrhoïdes.

Erisypèle.

Clous ou furoncles.

Dépôts ou abcès.

Goutte et rhumatisme.

Ulcères de la bouche, du nez et du gosier.

Aphthes.

Polypes des narines, des oreilles et de la matrice.

Hydropisie *de la poitrine, du ventre, des jambes.* Hydropisie *générale.*

Ulcères des jambes.

DES

DIFFÉRENTES MALADIES

DONT LE PRINCIPE DARTREUX

PEUT ÊTRE LA SOURCE.

CE n'est que par une étude approfondie des affections dartreuses , et en s'occupant d'une manière spéciale de leur traitement, que l'on peut apprécier toutes les formes qu'elles sont susceptibles d'acquérir. Des faits nombreux puisés dans les ouvrages de l'art , et une expérience journalière me prouvent qu'il n'est qu'un petit nombre de maladies qui ne puisse être entretenu par le vice dartreux ou lui devoir son origine. A l'appui de mon opinion , rapportons des faits sévèrement observés , signalons les diverses métamorphoses du principe dartreux, et ne nous écartons pas surtout de la précision que nous nous sommes imposée.

COUP DE SANG , APOPLEXIE , PARALYSIE. — Il n'est aucun praticien qui n'ait été à même de constater que ces maladies doivent très-souvent leur origine aux dartres répercutées. Au moment où j'écris ces lignes, je donne mes soins à un monsieur qui, par suite de la disparition d'une dartre croûteuse qu'il portait à la partie antérieure de la poitrine, a éprouvé un coup de sang qui a mis ses jours dans le plus grand danger.

Une dame était affectée depuis long-temps d'un suintement d'oreille de nature dartreuse ; un jour il se supprima, et une paralysie de tout le côté gauche du corps fut le résultat de cette répercussion.

MÉLANCOLIE — Cette affection est très-souvent la suite des maladies dartreuses qui ne peuvent se faire jour au dehors. Le principe dartreux errant dans l'économie se concentre quelquefois sur le cerveau, et devient la source de tous les phénomènes moraux qui assiègent les mélancoliques : ils n'éprouvent de soulagement que lorsqu'une éruption peut se manifester à la peau. Le docteur Franck cite l'observation d'un individu hypocondriaque sujet à des vertiges et à des incommodités, et qui en fut délivré par l'éruption d'une dartre écailleuse à la plante des pieds. J'ai naguère donné mes soins à une jeune fille, âgée de douze ans, atteinte d'une profonde tristesse qui coïncidait avec une affection dartreuse répandue aux bras et aux jambes. Cet enfant, qui ne prenait aucune part à tous les plaisirs de son âge, est aujourd'hui entièrement rétabli, et a repris sa gaîté naturelle.

ÉPILEPSIE. — Un enfant, né d'un père dartreux, eut jusqu'à l'âge de treize ans des attaques d'épilepsie qui se répétaient tous les quinze à vingt jours. Une affection dartreuse se développa sur toute la tête, et les accès épileptiques ne se manifestèrent plus. Soumis à un traitement convenable, il est aujourd'hui entièrement rétabli.

Une dame de vingt-deux ans, par suite d'une dartre laiteuse répercutée, fut en proie à des accès de haut-mal tellement violens, qu'ils menaçaient son existence ; ils cessèrent aussitôt qu'on eut rappelé l'éruption vers l'endroit qu'elle occupait. Je mis cette dame à l'usage de la liqueur dépurative modifiée par une préparation opiacée ; j'excitai une forte suppuration dans les parties affectées ; je lui conseillai trois bains émolliens toutes les semaines ; et trois mois et demi de traitement opérèrent une cure radicale.

FOLIE. — Lorsque les dartres ont été répercutées par une médication imprudente, elles donnent quelquefois lieu à la folie. Ce trouble des facultés intellectuelles s'est spécialement manifesté chez un charretier envoyé de son département à l'hôpital Saint-Louis comme lépreux, lequel était atteint d'une dartre écailleuse humide. Cette dartre, qui avait commencé d'abord par n'occuper qu'une très-petite surface, avait gagné peu à peu l'universalité des tégumens. Le dévoiement se déclara, ainsi que la fièvre hectique ; la respiration était embarrassée, et le danger du malade était à son comble. Tout à coup la nature des symptômes changea, les dartres se séchèrent ; mais cet infortuné perdit entièrement l'exercice de sa raison ; son délire était triste, il versait continuellement des larmes. Des exemples de ce genre sont très-nombreux.

IDIOTISME OU IMBÉCILLITÉ. — Un jeune homme de vingt-huit ans avait une dartre qui envahissait toutes les parties de son corps : après quelques bains sulfureux elle disparut entièrement ; aussitôt il tomba dans un idiotisme complet ; il restait presque toujours immobile et taciturne, ou bien, par intervalles, il laissait échapper une sorte de rire niais et stupide ; nulle expression dans les traits de sa figure, nul souvenir de son état antérieur; il restait toujours couché, et a fini par tomber dans une fièvre hectique qui est devenue mortelle.

Somnambulisme. — Le docteur Pigati cite l'observation d'un jeune homme qui, par suite d'une dartre répercutée, était sujet toutes les nuits à des attaques de somnambulisme. Dans cet état d'excitation son regard était vif et animé, ses reparties saillantes dans les entretiens qu'on se faisait un jeu d'avoir avec lui. Dans l'état de veille il était morne, taciturne, et paraissait bien inférieur pour les facultés de l'entendement à ce qu'il était dans ses illusions nocturnes.

Convulsions. — Hoffmann trace l'observation de convulsions occasionnées par la suppression de la gale (maladie essentiellement dartreuse comme je l'ai prouvé). Un jeune homme, dit-il, âgé de dix-huit ans, d'une constitution délicate et nerveuse, est attaqué de la gale pendant l'automne : il s'occupe aussitôt de la supprimer, et emploie à cet effet du soufre sublimé et du sel de nitre en friction. La gale disparaît, et des convulsions se manifestent. Son pouls est fréquent, il profère des cris, ses membres sont dans un état alternatif de contraction et de relâchement : il est dans un délire tour à tour gai ou sérieux , extravagant ou mélancolique ; enfin , par un traitement convenable , la gale reparaît , et les convulsions cessent entièrement. » Je possède plusieurs observations de ce genre.

DOULEUR DE TÊTE OU MIGRAINE. — De nombreux exemples prouvent que des dartres répercutées ont donné lieu à ces maladies caractérisées par une vive douleur sur la moitié ou la totalité du front.

DOULEURS NERVEUSES, TIC DOULOUREUX, SCIATIQUE. — La suppression d'une éruption cutanée est souvent la cause des douleurs qui se font ressentir dans différentes parties du corps. Elles sont vives , déchirantes ; d'autres fois elles se manifestent par des élancemens , des tiraillemens , des pulsations , et par un sentiment de formication. Ces douleurs nerveuses peuvent se manifester sur toutes les parties du corps, mais on les observe le plus communément à l'union du front et de l'œil, ce qui constitue le *tic douloureux ;* au-dessous des yeux , aux aines , à la hanche et à la partie externe et supérieure de la cuisse, ce qui constitue la *goutte sciatique.* Elles se manifestent aussi au genou , au coude et à la plante des pieds. Rappeler les dartres vers les lieux qu'elles occupaient avant leur disparition est le meilleur moyen de faire cesser ces douleurs, qui deviennent quelquefois atroces. Le célèbre Cotunni parle d'un négociant napolitain qui se suicida parce qu'il ne pouvait supporter tout ce qu'avait de cruel un *tic douloureux* dont il était affecté, et qui devait son origine à la répercussion d'une dartre.

ASTHME. — Le professeur Pinel rapporte l'observation suivante. Un homme de quarante ans, d'un tempérament robuste, eut jusqu'à l'âge de sept ans des éruptions dartreuses sur tout le corps ; elles disparurent peu à peu, et jusqu'à vingt-sept ans, époque de son mariage, sa santé n'éprouva aucune altération. A vingt-huit ans il fut pris d'un asthme convulsif qui revenait presque tous les jours par accès de deux ou trois heures, et seulement pendant l'été. Durant les paroxismes, le malade éprouvait le sentiment d'une barre transversale dans la région du diaphragme, une oppression profonde et un resserrement vers le gosier ; ces symptômes étaient suivis de sueurs sur la tête et la poitrine. Dans le même temps il fut tourmenté de démangeaisons cruelles sur les bras, les jarrets, accompagnées de rougeur, de chaleur, et bientôt d'une desquammation farineuse de l'épiderme. Ces démangeaisons alternaient avec les accès d'asthme, de sorte que, dans les spasmes de la respiration, les dartres des bras disparaissaient, et revenaient après l'attaque. Tel fut pendant plusieurs étés l'état du malade. Mais depuis quatre ans il a empiré ; les accès d'asthme sont devenus plus fréquens, les éruptions plus étendues, la démangeaison tellement intolérable et la respiration si difficile, que, pendant sept mois de l'année, il est impossible au malade de rester couché un instant dans son lit.

Je pourrais rapporter plusieurs observations semblables, si je ne craignais de dépasser les bornes que je me suis prescrites.

Coqueluche, croup. — Baglivi et Werlhoff rapportent plusieurs observations de coqueluche due à la répercussion de la teigne. Un enfant de trois ans et demi, né de parens malsains, avait tout le corps couvert d'une croûte dartreuse. Cette éruption disparut par suite de frictions faites avec une pommade soufrée. Aussitôt des symptômes de croup se manifestèrent, la respiration s'embarrassa, la voix devint rauque et sifflante, l'enfant était dans une anxiété extrême; il succomba.

Palpitations de cœur. — Lancisi et Hoffmann

rapportent plusieurs observations de palpitations de cœur dues à la répercussion des dartres. Stahl parle d'une jeune dame affectée d'une semblable maladie, et qui n'en fut délivrée que par une éruption dartreuse qui se manifesta sur une grande partie du corps. Il est facile de voir que les palpitations du cœur tenaient au virus dartreux, puisqu'elles cessèrent dès qu'il se porta à la peau.

ANÉVRISME DU CŒUR. — Morgani, Albertini et Valsalva, rapportent plusieurs observations d'individus morts d'anévrisme du cœur par suite de dartres répercutées. J'ai été témoin d'un fait assez remarquable. Le professeur Hallé et moi fûmes appelés en consultation pour donner nos soins à un jeune homme de vingt-deux ans affecté d'anévrisme du cœur. Voici son histoire : depuis sa tendre enfance il avait eu des dartres ; elles disparurent par suite d'une médication répercussive ; aussitôt des douleurs rhumatismales se manifestèrent à toutes les articulations. Par l'effet d'un émétique elles cessèrent, et un anévrisme se développa. Lorsque nous vîmes ce malade il était d'une maigreur extrême, les jambes étaient enflées ; il éprouvait une gêne excessive dans l'acte de la respiration ; les battemens de cœur étaient d'une telle force qu'on les apercevait à cinq pas de distance. Toutes les ressources de l'art furent inutiles, il succomba dans un état vraiment déplorable.

PULMONIE et CRACHEMENT DE SANG. — Ce sont deux maladies qui sont presque toujours inhérentes ; elles sont tour à tour la conséquence l'une de l'autre ; le plus souvent elles frappent l'homme au plus bel âge de la vie. C'est dans les ouvrages de Stark, de Bayle, de Laennec et de Stahal., que l'on peut trouver de nombreux exemples de pulmonie et de crachement de sang occasionnés par la répercussion des dartres. Tous les praticiens observent journellement des cas semblables.

MALADIES DES YEUX, INFLAMMATION DES PAUPIÈRES, CÉCITÉ. — La plupart des maladies des yeux sont entretenues par le vice dartreux. Scarpa et Wisman, médecin anglais, rapportent plusieurs cas d'inflammation de paupières qui n'avait pas d'autre origine.

_ Schmuker et Richter, qui dans leurs ouvrages ont traité de la *cécité* avec beaucoup de précision, nous ont transmis plusieurs observations où elle avait été le résultat de dartres répercutées. Je possède plusieurs exemples de cette nature.

Suintement d'oreille et surdité. — Il est très-rare que les écoulemens d'oreille ne soient pas de nature dartreuse ; j'en ai guéri plusieurs qui n'avaient pas d'autre origine.

Venceslas Trnka, dans son ouvrage publié en 1778, rapporte plusieurs cas de surdité occasionnée par le transport du virus dartreux sur l'organe de l'ouïe.

Écrouelles ou humeurs froides. — Cette maladie ayant avec les dartres la plus grande analogie, elle mérite que je lui consacre un plus long article, et, à cet effet, je renvoie le lecteur à la fin de ce chapitre.

Exostose ou gonflement et carie des os. — C'est une chose très-fréquente que de voir ces maladies se développer par suite d'une infection dartreuse. J'ai donné mes soins à un jeune homme qui, après avoir cohabité long-temps avec une personne profondément souillée par le vice dartreux, vit se développer sur différentes parties de sa tête, des tumeurs qui n'étaient autres que le gonflement des os du crâne, occasionné par ce principe. Cette maladie avait une telle opiniâtreté, qu'il fallut huit mois de traitement pour obtenir une cure radicale.

Obstructions du foie. — C'est dans les ouvrages de Bianchi, de Boerhaave, de Morgagni et de Portal, que l'on peut trouver de nombreux exemples d'obstructions du foie occasionnées par des dartres rentrées. De concert avec le docteur Dubois, j'ai donné mes soins à un monsieur qui, par suite de la répercussion de quelques boutons dartreux qui existaient aux jambes, fut affecté de cette maladie. Nous rappelâmes l'éruption au dehors, et l'amélioration fut manifeste : il arriva graduellement à une guérison complète.

Hématurie ou pissement de sang. — Cette hémorrhagie de la vessie doit très-souvent son origine aux dartres répercutées. Hippocrate avait observé qu'elles se portaient très-souvent sur cet organe. J'ai guéri un médecin d'une affection semblable, qui était le résultat d'une dartre écailleuse occupant les lèvres, et qu'il avait eu l'imprudence de faire disparaître par des lotions d'extrait de saturne.

Colique, diarrhée ou dévoiement. — Le docteur Alibert rapporte plusieurs exemples de colique et de diarrhée dues à la répercussion des dartres.

Cancer du sein, de l'estomac, des intestins, de la matrice ou ulcère de la matrice. — Un fait que les médecins modernes paraissaient avoir perdu de vue, c'est que les dartres se propagent souvent de la peau jusque sur la membrane muqueuse qui tapisse l'estomac, les intestins et la matrice. On éprouve alors des douleurs vives qu'on rapporte à une irritation nerveuse, tandis qu'elles ne sont que le résultat de la présence du virus dartreux. Un individu portait au fondement une dartre de nature écailleuse; il la négligea au point qu'elle grandit et se propagea dans l'intérieur de l'intestin rectum, où elle détermina un cancer incurable. Une dame, parvenue à l'âge critique, vit se développer aux parties sexuelles une dartre très-intense, et caractérisée par de vives démangeaisons. Tous les moyens qu'elle mit en usage pour la combattre furent inutiles ; elle s'étendit vers la matrice, et occasionna une ulcération qui devint mortelle. Il n'en eût pas été de même si on se fût empressé d'exciter une forte suppuration dans les parties affectées, et si on eût soumis cette dame à un traitement dépuratif énergique. Quant au cancer du sein, il est presque toujours de nature dartreuse ; il n'existe que très-peu de différence entre lui et la dartre rongeante que j'ai décrite ; et si des coups, des chutes, donnent très-souvent lieu à son développement, ne voyons en eux qu'une cause qui a mis en jeu un principe dartreux existant déjà dans l'économie.

Alopécie ou chute de la barbe et des cheveux. — Souvent les ravages des dartres sont si étendus qu'elles font tomber la barbe, les cheveux, ou en altèrent la couleur. Il est des malades qui sont devenus entièrement chauves par les progrès extraordinaires de ce genre d'affection.

Écoulemens des parties génitales, blénorrhagie urétrale, flueurs blanches. — C'est dans les ouvrages de Benjamin Bell, de Hunter et de Baillou qu'on trouve de nombreux exemples d'écoulemens occasionnés par le principe dartreux. J'ai donné mes soins à un Américain affecté d'une dartre pustuleuse de nature très-fugace. Lorsqu'elle disparaissait, un écoulement de l'urètre (*canal de l'urine*) avait lieu, et il cessait aussitôt qu'elle revenait au visage, endroit où elle siégeait ordinairement. Les *flueurs blanches,* auxquelles sont sujettes beaucoup de femmes, sont très-souvent le symptôme d'une affection dartreuse intérieure très-invétérée.

Hémorrhoïdes. — Dehaën, et Alberti, un des

disciples de Stahl, parlent d'hémorrhoïdes occasionnées et entretenues par un vice dartreux. Il n'est pas de jour que je ne sois à même de faire de semblables remarques. Les personnes qui portent des dartres au fondement sont très-sujettes aux *affections hémorrhoïdales.*

Érysipèle. — Quels que soient les endroits que puisse occuper cette inflammation de la peau, son apparition à certaines époques indique quelquefois un vice dartreux existant dans l'économie, et qui ne demande qu'une circonstance pour faire explosion. J'ai donné mes soins à beaucoup de dartreux qui avaient été affectés d'érysipèle plusieurs années avant le développement de leur maladie cutanée.

Clous ou furoncles. — Il est rare que leur apparition ne soit pas le signe d'un vice dartreux existant dans l'économie. Sur vingt malades affectés de dartres, il en est au moins quinze qui accusent avoir eu des furoncles avant le développement de leur affection cutanée.

Dépôts ou abcès. — J'ai souvent été à même d'observer que par suite d'un principe dartreux existant dans l'économie, il survenait dans différentes parties du corps des dépôts ou abcès qui guérissaient pour revenir de nouveau à certaines époques. Il n'y a qu'un traitement anti-dartreux qui puisse combattre cette disposition humorale.

GOUTTE ET RHUMATISME. — C'est dans les écrits de Baillou, de Morgagni, de Stahl et de Barthez, qu'on peut recueillir des faits nombreux constatant que la goutte et le rhumatisme peuvent devoir leur origine au principe dartreux ; et sans recourir à de semblables autorités, ne voit-on pas tous les jours ces affections douloureuses cesser par l'apparition soudaine d'une éruption dartreuse, et se développer à leur tour par la répercussion ou la rentrée de cette maladie ?

ULCÈRE DE LA BOUCHE, DU NEZ ET DU GOSIER. — Dans mes considérations générales sur les dartres, j'ai dit qu'elles rampaient quelquefois sur la membrane muqueuse qui tapisse la bouche, le nez et le gosier. Comme dans le cours de cet ouvrage j'aurai occasion de parler des ulcérations qu'elles produisent dans ces organes, je crois pouvoir me dispenser de transcrire ici plusieurs observations d'ulcères dartreux qui ont rongé et détruit la langue, le voile du gosier et le nez dans sa totalité.

APHTHES. — Ce sont de petites ulcérations superficielles occupant la langue, les gencives , et le plus ordinairement l'intérieur des joues et des lèvres. Elles se propagent quelquefois sur une grande étendue des voies digestives. Quoi qu'il en soit, elles peuvent devoir leur origine au principe dartreux. Mes observations à cet égard coïncident avec celles que nous ont données Wagler et Ketelaer.

POLYPES. — Ce sont des excroissances charnues qui se forment dans les narines, les oreilles, la matrice et autres cavités. Elles doivent très-souvent leur origine au virus dartreux qui s'est fixé sur ces organes. J'ai vu à l'Hôtel-Dieu de Paris un malade qui mourut étouffé par suite d'un polype qui avait envahi les cavités nasales, le gosier et les voies aériennes. La situation de ce malheureux était désespérante.

HYDROPISIE. — Que l'épanchement d'eau qui la constitue ait lieu dans la tête , dans la poitrine, dans le ventre, dans les jambes ou dans toute l'habitude du corps, cette maladie n'en doit pas moins souvent son origine aux dartres répercutées. Si je n'eusse été souvent à même de constater ce fait, de nombreuses observations puisées dans les ouvrages de Morgagni , de Bacher , de Portal et de Monro viendraient le confirmer.

Ulcères des jambes. — Toutes les fois qu'une plaie des jambes ne tend point à se guérir, on doit la considérer comme étant entretenue par une affection interne qui le plus souvent est de nature dartreuse, et cède en quelques mois au traitement que je lui oppose. Un capitaine marin, portait depuis quinze ans à la jambe droite, un ulcère dartreux occupant une grande étendue. Tous les moyens qu'il avait mis en usage pour se guérir avaient échoué. Enfin sa maladie empira à un tel degré, que, par suite d'une consultation, il fut décidé qu'on lui couperait la jambe. La veille du jour où cette opération devait être pratiquée, je fus appelé ; je reconnus l'existence d'un vice dartreux fortement invétéré, et je conçus cependant quelque espoir de guérison. Le malade, docile à mes avis, consentit à ce que je fisse une application sur la partie affectée. Il souffrit cruellement toute la nuit, la suppuration fut des plus abondantes, l'odeur qui s'exhalait de cette matière était tellement fétide, qu'elle devint funeste à sa fille qui fit ce premier pansement ; elle fut au bout de quelques jours prise d'une *fièvre putride* à laquelle elle succomba. Quant au malade en question, il marcha rapidement vers une guérison solide qu'il obtint au bout de deux mois et demi. Pourquoi eut-il à déplorer le funeste sort de sa fille! ou plutôt pourquoi la nature place-t-elle toujours à côté des biens qu'elle nous dispense les maux dont elle nous accable !

On voit d'après cet exposé qu'un grand nombre de maladies peuvent être produites par le principe dartreux existant dans l'économie, ou bien devoir leur origine à la répercussion de ce même principe, qui aurait fait éruption vers la peau. Il est des signes particuliers qui tendent à faire connaître tous les ravages de ce vice protéiforme, qui n'en impose que trop souvent aux médecins qui négligent l'étude intéressante des maladies cutanées. On a lieu de penser qu'une maladie chronique peut être entretenue par une infection dartreuse, lorsqu'elle se montre rebelle à l'emploi des moyens généralement usités. Lorsqu'on voit une fièvre violente se développer sans avoir été précédée d'aucune cause grave et manifeste, lorsque sans aucun accident prévu le malade est livré à des symptômes d'une violence extraordinaire, alors on a lieu de soupçonner la répercussion du virus dartreux sur l'organe vers lequel se porte l'impétuosité de la maladie; mais surtout il n'y a plus de doute si le malade avoue qu'une dartre s'est dissipée chez lui d'une manière subite.

SCROFULES ou ÉCROUELLES.

Il existe une analogie incontestable entre les écrouelles et les dartres. En effet, l'une et l'autre de ces maladies altèrent la peau par des pustules, des végétations, des ulcérations. L'une et l'autre produisent l'engorgement des glandes, se portent sur les membranes muqueuses et sur le système osseux. Toutes deux occasionnent des caries, et peuvent exciter le gonflement des articulations et produire ce que l'on appelle des tumeurs blanches ; enfin, un dernier trait qui vient confirmer l'analogie de ces deux affections, c'est qu'elles réclament le même mode de traitement, sauf quelques légères modifications, et qu'elles se développent sous l'influence des mêmes causes.

Jetons un coup d'œil rapide sur les phénomènes qui caractérisent la marche des écrouelles ; exposons avec une rigoureuse exactitude les divers symptômes de cette infirmité, aussi honteuse que dégoûtante, qui nous rend le rebut de nos semblables, qui fait redouter l'union conjugale, qui se transmet à nos descendans, qui frappe l'enfant dans les bras de sa mère, et transforme les plus belles années de la vie en une série de peines et de souffrances!

Parmi les maladies chroniques qui affligent de toutes parts l'espèce humaine, il n'en est aucune qui soit plus digne de fixer l'attention des médecins que celle dont je vais m'occuper. C'est un des vices originaires les plus communs et les plus rebelles aux moyens curatifs journellement employés. Il n'en est guère de plus funeste, au jugement d'Hippocrate. Quelquefois le temps lui donne des forces et ajoute en quelque sorte à l'horreur de ses symptômes. Quoiqu'il n'excite pas de grandes souffrances, il attriste les plus beaux momens de la vie, souvent même il en tarit les sources et trouble toutes les lois de l'accroissement. On a observé à ce sujet les anomalies les plus singulières. On a vu à l'hôpital Saint-Louis un homme âgé d'environ trente-deux ans, frappé d'un accroissement universel. Sa taille, devenue gigantesque, avait acquis plus de six pieds; les parties molles, telles que la langue et d'autres organes, offraient une dimension démesurée. Par le plus bizarre des contrastes, nous observâmes un autre individu non moins écrouelleux que le précédent, et à peu près du même âge, qui avait la petitesse et la régularité d'un nain ; il était imberbe et n'offrait aucun signe de virilité.

Personne n'ignore que les premières atteintes de la maladie écrouelleuse se dirigent communément vers les glandes du cou ; c'est de ce premier siége que ses progrès s'étendent, et qu'elle se propage successivement jusqu'aux systèmes ou appareils dont l'économie animale se compose. Le vulgaire qui a observé la lenteur avec laquelle cette affection parcourt ordinairement ses périodes, la désigne sous le nom *d'humeurs froides.* Une semblable épithète exprime une des plus justes idées dont la multitude soit en possession.

Les glandes les plus susceptibles d'être infectées par le vice scrofuleux se rencontrent surtout aux deux angles de la mâchoire inférieure et au cou. Ces glandes s'engorgent, augmentent de volume, et deviennent très-saillantes. Elles contractent une dureté très-remarquable ; la peau qui les recouvre conserve d'abord sa couleur naturelle, et n'a pas plus de sensibilité que de coutume ; mais à mesure que les glandes s'irritent pour devenir le centre d'un travail suppuratoire, elles s'altèrent et prennent une couleur rougeâtre ou purpurine ;

enfin elles s'ulcèrent dans plusieurs endroits , et laissent échapper une matière blanche , caséeuse , âcre et plus ou moins fétide selon qu'elle a plus ou moins séjourné dans le foyer où elle a pris naissance.

Les cicatrices qui succèdent aux ulcérations ne sont jamais régulières., la peau reste déprimée dans l'endroit où elles s'opèrent , et leurs bords sont fongueux et proéminens , comme s'ils avaient été réunis par une suture grossière. On en voit qui restent béantes ou qui se rouvrent instantanément lorsque le ciment muqueux n'a point les conditions requises pour les consolider. D'autres cicatrices se recouvrent d'une croûte verdâtre et tuberculeuse : d'autres d'un boursoufflement celluleux. Enfin il est des circonstances où la matière purulente , loin de se vider au dehors, s'épanche au contraire sous la peau pour y détruire les glandes et pour y former de vastes et tortueux dépôts. Cet accident ne saurait avoir lieu sans que le malade soit consumé par une fièvre continue , qui desséche et dévore progressivement tout le corps de l'individu.

Il est plusieurs maladies dépendantes des écrouelles , telles que la phthise tuberculeuse , le carreau (maladie de l'enfance) , le gonflement et la carie de la partie spongieuse des os , le rachitis ou ramollissement de ces organes. Si le poumon est attaqué d'une faiblesse héréditaire ou acquise, les glandes bronchiales s'engorgent, forment des tubercules qui suppurent, et établissent la pulmonie écrouelleuse.

Si par l'usage d'une mauvaise nourriture les glandes situées dans la cavité abdominale (le ventre) ont été fatiguées, c'est en elles que l'engorgement écrouelleux s'établit : il est d'autant plus redoutable, qu'il attaque la vie dans son aliment, en fermant le passage au chyle réparateur. Alors le ventre de l'enfant est dur, ballonné, les jambes maigrissent, la diarrhée est continuelle et le marasme extrême : d'autres fois, par l'effet du vice écrouelleux, les parties spongieuses des os s'engorgent spontanément. La carie succède au gonflement, ou bien le *rachitisme* survient, et alors les os ramollis se courbent et cèdent au poids du corps. Enfin des ulcérations s'établissent quelquefois sur différentes parties du corps, et sont constamment abreuvées par une humeur jaunâtre et ichoreuse. Cette activité corrosive semble se diriger de préférence vers les tégumens et les cartilages qui concourent à la formation du nez : ces parties sont presque toujours corrodées, ainsi que les paupières et la lèvre supérieure. Quand cét accident funeste s'unit au gonflement des joues

et au boursoufflement du tissu cellulaire ambiant, le patient perd alors tous les caractères
distinctifs de la figure humaine. L'hôpital Saint-
Louis est en quelque sorte peuplé de ces êtres
infirmes et horriblement dégradés, dont l'aspect
hideux épouvante les personnes qui ne sont pas
dès long-temps aguerries à la contemplation
des misères humaines.

Les bornes de ce Mémoire ne me permettent
pas de suivre la maladie écrouelleuse dans tous
les systèmes de l'économie animale ; car il est
des circonstances où elle n'en épargne aucun :
aussi me contenterai-je de faire observer que
tant d'infirmités ne sont pas toujours préjudi-
ciables à l'exercice plein et entier des fonctions
cérébrales ; mais on remarque, au contraire,
que la plupart des individus nés scrofuleux
sont capables des plus grands efforts de l'esprit,
que plusieurs sont éminemment distingués par
un entendement vaste et par une mémoire pro-
digieuse. Le médecin philosophe s'étonne lorsqu'il voit ainsi les prodiges de la pensée humaine
s'allier avec l'état maladif des organes. A la vérité l'anatomie nous démontre que le cerveau
a plus de volume chez tous les sujets dont la
constitution est écrouelleuse : il serait à désirer
que les métaphysiciens étudiassent profondé-

ment les effets de maladies physiques sur l'énergie des facultés morales ; ils y puiseraient des
renseignemens précieux pour l'agrandissement
d'une science dont ils ne possèdent que des
lambeaux.

Les écrouelles surviennent depuis l'âge de
trois ans jusqu'à sept ; cependant elles se manifestent aussi plus tard : on les a même vues
paraître à un âge très-avancé. Elles attaquent
plus particulièrement les personnes d'un tempérament lymphatique, celles qui habitent des
lieux humides, qui sont mal nourries, qui
mènent une vie indolente ou qui se livrent à
des affections tristes. Cette maladie est héréditaire ; elle peut épargner la première génération et ne se manifester qu'à la seconde.

La constitution écrouelleuse se transmet
par voie de génération : un père qui est naturellement faible, et qui se trouve encore
trop jeune lorsqu'il se marie, doit engen-
drer un être débile. Lorsqu'il y a chez les
parens une altération organique, elle doit né-
cessairement passer à leur progéniture, et se
retrouver dans la constitution et la mixtion de
leurs organes. L'affection écrouelleuse est surtout fréquente dans les grandes villes ; elle s'est
multipliée de nos jours dans cette capitale d'une

manière effrayante, à mesure que la maladie syphilitique se répand davantage et se modifie dans sa transmission héréditaire. Un grand nombre d'observations m'autorise à affirmer que souvent les enfans scrofuleux naissent de parens vénériens, de manière que l'affection semble être transmise aux enfans, qui expient en quelque sorte l'inconduite et les débauches de leurs pères par les accidens les plus terribles de la maladie scrofuleuse.

Il n'est pas rare de voir des enfans nés de pères dartreux donner dès leur naissance des signes du vice écrouelleux, et à leur tour des pères écrouelleux transmettre à leurs descendans tous les symptômes des affections cutanées. Des faits semblables, qui s'offrent tous les jours à l'observation, ne viennent-ils pas confirmer d'une manière péremptoire l'intime analogie qui existe entre les écrouelles et les dartres ? Parmi les considérations intéressantes auxquelles donne lieu cette affection extraordinaire, c'est qu'elle constitue une sorte de tempérament particulier dans la vie sociale, et qu'elle imprime à l'économie une beauté factice qui flatte agréablement les regards, et qui exerce même un certain empire sur les passions dans les rapports naturels des sexes.

J'ai souvent appelé mon attention sur cette multitude de jeunes filles qui , parvenues à la fleur de l'âge , viennent réclamer des soins à l'hôpital Saint-Louis pour quelque accident de la maladie scrofuleuse. On est réellement surpris de tous les contrastes que l'on observe sur une peau fraîche et souvent colorée d'un vif incarnat ; on voit s'élever çà et là , sur une seule partie du corps , des pustules et des croûtes sordides qui se changent en ulcères hideux. Le mal semble s'être , pour ainsi dire , concentré sur un point des tégumens , tandis que les autres présentent l'aspect de la santé la plus régulière et la plus brillante.

Après avoir exposé les traits généraux et caractéristiques de la maladie scrofuleuse, il me resterait à parler des moyens généralement employés pour la combattre. Mais de quel intérêt serait pour le lecteur une récapitulation semblable , puisque cette affection se montre rebelle aux traitemens ordinaires et à des remèdes préconisés et injustement regardés comme des spécifiques ?

Dans l'impuissance de l'art , on a cru que cette affection était le résultat de la colère céleste , et que c'était aux rois seuls que Dieu avait délégué la faculté de la guérir. Clovis passe pour être le premier qui ait été revêtu d'un privilége aussi auguste : *rex te tangit et Deus te sanat*. D'autres ont eu recours aux amulettes ; ils ont envisagé comme fort utile la coutume de suspendre au cou des malades la plante désignée sous le nom de *scrofulaire*. Au déclin de la lune, il en est qui attachent un crapaud vivant sur les parties mêmes qui offrent les signes de cette affection dégoûtante, et qui l'y retiennent jusqu'à ce qu'il meure. Le vulgaire prétend que si on met les glandes engorgées en contact avec la main glacée d'un cadavre, on peut espérer la guérison. Les Anglais, qui font toucher à leurs malades le corps glacé des pendus, comptent sans doute sur les effets salutaires de la surprise et de la terreur. Il mourut dans un château de Normandie un homme fort révéré, et qui jadis avait été religieux dans l'ordre austère de la Trappe : il passait pour avoir le don de faire disparaître les écrouelles par la simple apposition des mains. Dans les pays où les écrouelles abondent, il est des fontaines consacrées par la piété populaire, où un grand nombre de personnes souffrantes vont chercher un soulagement à leurs maux. Que penser de pratiques aussi singulières, si ce n'est que la superstition, fille de l'ignorance, étend partout son pernicieux et funeste empire?

6 *

Livré de bonne heure à l'étude des affections chroniques , il me fut très-facile d'apercevoir que parmi les fléaux sans nombre dont la race humaine est accablée, il en est deux surtout qui opposaient aux ressources de notre art une opiniâtreté désespérante ; je veux parler des dartres et des écrouelles. La première de ces maladies a long-temps été l'objet de mes méditations et de mes recherches, et ce n'est qu'après d'heureux résultats que j'ai exercé mon esprit et mes yeux à discerner dans toutes les circonstances les déplorables empreintes des écrouelles. Constatant par un sévère examen l'analogie et la similitude de ces deux maladies , tous les individus scrofuleux qui ont réclamé mes soins ont subi l'épreuve du traitement que j'emploie contre les affections dartreuses, et que je modifie suivant les circonstances. Tous ont éprouvé une amélioration marquée après quinze à vingt jours de traitement, et ont obtenu une guérison radicale au bout de quelques mois. Enhardi par de nouveaux succès , j'ai répété mes expériences , et toujours une réussite complète a couronné mes efforts.

DES CAUSES

DES AFFECTIONS DARTREUSES.

Les causes des affections dartreuses peuvent être divisées en déux grandes classes : les unes sont organiques, c'est-à-dire inhérentes au sujet même ; les autres sont extérieurès ou accidentelles. Une des principales causes appartenant à la première classe, est le trouble apporté à l'acte de la transpiration. Lorsque cette fonction est viciée, les particules salines, glutineuses et huileuses auxquelles la peau sert d'émonctoire se rassemblent sous l'épiderme, y déterminent des points d'irritation, et introduisent dans l'économie une acrimonie particulière qui est une source des affections dartreuses.

Parmi les causes organiques des dartres, il faut compter en second lieu la transmission du virus dartreux des pères aux enfans. Lorry ne pense pas que l'on puisse nier la possibilité et l'existence de cette transmission. J'ai d'ailleurs des faits très - nombreux qui la prouvent, et telle est l'opinion du professeur Alibert, qu'il étaye de plusieurs observations. « J'ai donné, dit-il, des soins à une famille dans laquelle tous les enfans, au nombre de cinq, étaient tourmentés d'une dartre pustuleuse dont leurs parens avait été affectés. » Je dois faire ici une observation fort importante, c'est que cette disposition héréditaire, dont les progrès donnent naissance à une maladie si cruelle, mérite d'être observée dès son origine, afin que l'on puisse prévenir les maux dont elle menace ceux qui en portent le germe. Ses commencemens se manifestent par de petits boutons épars çà et là, qui n'incommodent que par un léger prurit, et dont on s'aperçoit à peine lorsque le visage n'en est pas le siége. Plutôt que de s'assujettir dès cette époque à un traitement convenable, on se fie trop à une santé d'ailleurs florissante ; mais bientôt cette éruption dartreuse, qui n'eût été rien dès son principe, se développe avec force, et devient la source des plus graves accidens.

Au nombre des causes organiques qui semblent disposer davantage aux affections dartreuses, on doit compter l'influence de l'organisation physique ; aussi a-t-on observé qu'elles se développaient le plus souvent chez les personnes d'un tempérament lymphatique.

Il n'est pas rare de voir les dartres succéder à la disparition des hémorrhoïdes, au desséchement de certains ulcères, et à la suppression des règles ou de tout autre évacuation naturelle ou artificielle, telle qu'un cautère. On voit aussi ces maladies se développer avec assez d'intensité chez les femmes qui ont atteint leur âge critique.

Les dartres peuvent devoir leur origine aux ravages de la petite vérole, de la rougeole et de la gale, surtout lorsqu'elle a vieilli sur le système cutané. Elles tiennent souvent à un vice vénérien, scrofuleux ou scorbutique. Les maladies du foie, de la rate et des autres organes du bas-ventre y donnent quelquefois lieu. On les voit se manifester avec une très-grande intensité à la suite des couches mal soignées ; elles ont alors reçu le nom de *dartres laiteuses*. J'en ai guéri plusieurs qui avaient leur siége aux parties génitales, et qui ne laissaient pas un moment de calme aux personnes qui en étaient atteintes, tant les démangeaisons qu'elles suscitaient étaient insupportables. Enfin les enfans conçus pendant l'époque de la menstruation portent souvent en naissant le germe de cette funeste maladie.

Il me reste à parler maintenant des causes extérieures qui favorisent le développement des dartres. On a observé qu'elles sont plus communes dans les pays chauds que dans les climats tempérés ou les régions septentrionales. Dans les contrées où nous vivons, c'est plus particulièrement l'été que les affections dartreuses se déclarent. Cependant dans quelques circonstances, plus rares à la vérité, je les ai vues se manifester au gros de l'hiver.

Les dartres doivent aussi leur origine aux habitations humides, malpropres et peu aérées ; souvent elles dépendent d'une nourriture malsaine et de difficile digestion, telle que le gibier, les viandes salées, fumées, séchées, les vins verts, acerbes, les eaux stagnantes ou corrompues. C'est une observation commune de voir des dartreux éprouver des démangeaisons plus vives, lorsqu'ils ont mangé quelque nourriture échauffante et indigeste. Du temps de la disette révolutionnaire, lorsque le peuple mangeait à Paris des viandes gâtées, et qui souvent appartenaient à des animaux morts de quelque maladie, les dartres sévirent d'une manière presque épidémique.

Les individus qui négligent les ressources de l'hygiène, qui vivent dans la malpropreté, qui portent toujours le même linge et les mêmes

vêtemens , sont très-exposés aux éruptions dartreuses. Les fatigues , les veilles , les travaux
du cabinet , la vie sédentaire suscitent aussi
leur développement. Des causes mécaniques,
telles que des coups, mettant en jeu un principe existant déjà dans l'économie , deviennent
très-souvent la source de ces maladies. J'ai vu
plusieurs dartres rongeantes qui n'avaient pas
d'autre origine.

Le genre d'occupation , les arts , les mé-
tiers, etc. , sont des causes extérieures non
moins agissantes. Les cuisiniers, les pâtissiers,
les boulangers, les meuniers , les amidonniers,
les tanneurs., toutes les personnes qui manient
des substances irritantes, et celles qui travaillent
journellement dans les mines, ont souvent le
corps dévoré par des éruptions dartreuses.

Mais c'est aux peines morales que l'on doit
le plus communément le développement de ces
maladies : elles pervertissent, affaiblissent notre
raison , minent sourdement les ressorts de notre
organisation , et ont une telle influence sur l'enveloppe cutanée , qu'elles détériorent sa texture , sa couleur , ses propriétés vitales , et
laissent sur tous nos traits des traces indélébiles
de nos .souffrances.

De nombreuses observations m'ont éclairé sur

toute l'influence que peuvent avoir les troubles moraux sur le développement des affections dartreuses. Il me suffira d'en rappeler une seule, dont le souvenir ne s'échappera jamais de ma mémoire.

Madame de B.... habitait Nîmes lorsque les troubles de 1815 éclatèrent; sa maison fut saccagée; son mari égorgé mourut victime de ses opinions politiques ; elle n'échappa qu'avec peine au fer des assassins qui portaient la désolation et la mort dans cette contrée. Il semblait que le malheur s'attachât à ses pas, car elle venait de perdre un fils qu'elle chérissait tendrement, ce qui avait déjà beaucoup altéré sa santé. En proie à la douleur la plus amère, elle quitta ce sol ensanglanté, et vint à Paris près d'une sœur qu'elle y avait. Tout faisait espérer que le temps et les consolations de l'amitié apporteraient quelque calme au chagrin profond qui la dévorait. Vain espoir ! sa santé se détériorait tous les jours de plus en plus ; à peine pouvait-elle goûter quelques instans de repos : des rêves affreux venaient déchirer son âme ; la plus grande vigilance ne l'empêchait pas quelquefois de sortir spontanément de son lit, et de parcourir son appartement à moitié éveillée et dans un état presque comparable au somnambulisme ; rien ne pouvait apporter du calme à son affreuse situation. Cependant une dartre croûteuse se développa sur toute la figure et la partie antérieure de la poitrine. Les progrès de l'inflammation qui l'accompagnait furent tels que la tête devint énorme. Les traits de cette dame étaient décomposés, au point de la rendre méconnaissable. A l'aide d'une saignée et de sangsues appliquées au cou, la tête revint à son état naturel ; mais l'éruption croûteuse subsista, et des ulcérations très-profondes se formèrent ; une humeur fétide et très-abondante s'en échappait. Des moyens adaptés à sa position furent mis en usage ; en peu de jours son état physique s'améliora, mais sa mélancolie augmentait ; elle ne répondait à aucune des questions qu'on lui adressait ; elle semblait méditer quelque funeste projet. Un jour, sous un prétexte, elle renvoya sa garde, s'enferma chez elle et accomplit un affreux suicide. On trouva cette infortunée, à peine âgée de trente-six ans, baignée dans son sang ; elle s'était donné la mort à l'aide d'un couteau ; elle venait d'expirer ! Jetons un voile sur cette scène d'horreur et de désolation trop affligeante pour l'humanité !

J'ai signalé les principales causes qui produisent les affections dartreuses ; elles sont tellement multipliées , qu'il deviendrait fastidieux de les passer toutes en revue , et d'ailleurs le pourrais-je, lorsque leur appréciation est souvent si difficile , je dirais même impossible?

TRAITEMENT

DES

AFFECTIONS DARTREUSES.

EXAMEN DES DIFFÉRENS MOYENS JOURNELLEMENT
EMPLOYÉS.

APPLICATION DU NOUVEAU MODE DE TRAITEMENT.

La cure des dartres doit être regardée comme une des plus difficiles que présente l'exercice de la médecine. Quels moyens n'a-t-on pas employés pour les combattre? On a tour à tour mis en usage, et avec un succès peu marqué, les bois sudorifiques, tels que le gaïac, le sassafras et la salsepareille. Les plantes amères et excitantes, telles que la patience, la scabieuse, la fumeterre, la saponaire, la douce-amère, la bardane, la pensée sauvage et différens autres végétaux dont on forme des sirops, des tisanes et des sucs (sucs d'herbes), n'ont également produit aucun résultat avantageux. On a aussi préconisé avec un zèle outré les préparations antimoniales et mercurielles. Qui le croirait? l'arsenic même est journellement employé dans ces maladies ; aussi est-il très-facile d'expliquer les funestes événemens qui sont la conséquence de l'emploi de substances aussi corrosives. Les préparations sulfureuses, administrées sous toutes les formes, n'ont produit que très-rarement un résultat favorable. Tous les malades que j'ai vu soumettre pendant plusieurs années à ce genre de médication, n'en ont jamais obtenu la moindre amélioration. Plusieurs individus m'ont avoué avoir pris en quelques années trois cents bains sulfureux, qui, loin de produire le moindre avantage, les avaient beaucoup fatigués.

Toutefois, si les boissons sulfureuses et les bains de même nature peuvent être de quelque utilité, ce n'est que dans les affections dartreuses très-légères, et encore les médecins qui les prescrivent font-ils observer qu'il est des circonstances où il importe de les interdire, particulièrement chez les individus qui ont le système nerveux irritable et la poitrine délicate. J'ai souvent vu des personnes sous l'influence des préparations sulfureuses, contracter des irritations de poitrine et des crachemens de sang qui auraient pu avoir les plus graves résultats, si elles n'eussent été promptement discontinuées.

Pour signaler les dangers des moyens astrin-
gens dont font usage beaucoup d'empiriques ,
je rapporterai le cas suivant dont j'ai été témoin. L'aumônier de l'hospice des Incurables ,
situé faubourg Saint-Martin , en a été le sujet.
Cet ecclésiastique, âgé de quarante ans environ,
d'une constitution maigre et nerveuse, portait
au nez et sur la partie supérieure des mains, des
dartres croûteuses; il ne consulta aucun médecin sur cette affection ; on lui indiqua pour la
faire disparaître une pommade répercussive
dont il fit usage. Cette éruption disparut au
bout de quelques jours ; mais en même temps
la fièvre et la toux se déclarèrent , sa respiration était gênée : par esprit de religion il refusa
les secours de la médecine , regardant sa maladie comme une mortification qui pouvait concourir au salut de son âme. Sa position empira,
il expectorait tous les jours abondamment ; il
était d'une faiblesse extrême , et des sueurs
continuelles venaient encore aggraver sa position : enfin la consomption , suite inévitable
d'une phthisie pulmonaire si avancée , le mena
en peu de temps au marasme le plus complet
et détermina sa mort.

Le docteur Alibert rapporte un exemple non
moins déplorable dû à une répercussion dartreuse. « Une dame âgée d'environ soixante-

cinq ans avait une dartre écailleuse humide qui lui couvrait toute la partie antérieure du ventre. On s'avisa d'arrêter ce suintement considérable avec de la farine très-chaude. Qu'arriva-t-il ? l'éruption s'évanouit vers le huitième jour de cette application funeste ; mais depuis cette époque la malade éprouve un sentiment de cuisson insupportable dans l'intérieur de l'estomac et des intestins ; elle est dévorée d'une soif ardente qui la contraint à boire dans tous les instans du jour, et cette soif n'est jamais étanchée, quoique la malade porte toujours avec elle des bouteilles remplies de liqueurs mucilagineuses et rafraîchissantes ; sa salive est devenue épaisse, fétide et comme plâtreuse. Pour comble d'infortune, ses yeux sont totalement perdus. La malade est continuellement dans les larmes et le désespoir. »

Que de faits ne pourrais-je pas citer qui prouvent tous les dangers de ces affections répercutées ?

Parmi les méthodes généralement employées pour combattre les dartres, il en est une appelée *méthode iatraleptique*, ou traitement par *absorption cutanée,* qui consiste à combattre ces maladies seulement par des applications d'emplâtres ou de frictions faites sur différentes parties du corps. Ce procédé, que Pline attribue à

Prodicus, disciple d'Esculape, a été employé de nos jours d'une manière assez malheureuse par des médecins inexpérimentés, entre les mains desquels il est devenu extrêmement dangereux; et voici comment. On sait que les pores ou petites ouvertures répandues sur la peau absorbent les substances qu'on met en contact avec elles : eh bien ! profitant de cette propriété de l'organe cutané, ils ont voulu introduire dans l'économie, des substances vénéneuses, qui bien loin d'être utiles dans le traitement des affections dartreuses, offrent au contraire le plus grand danger. J'en ai acquis il y a quelques mois la preuve la plus terrible. Je fus appelé à la hâte pour prodiguer des secours à un individu livré à toutes les agitations d'un empoisonnement. Voici son état : il éprouvait un resserrement à la gorge et des douleurs insupportables dans l'estomac et les entrailles; des vomissemens et une diarrhée sanguinolente se succédaient tour à tour. A tous ces symptômes alarmans se joignaient des rapports fétides, le hoquet et une extrême suffocation. Une soif inextinguible, la difficulté d'uriner, les crampes, le froid glacial des extrémités, des convulsions horribles et un abattement général, la décomposition des traits de la face et le délire : tels étaient les symptômes qui se montrèrent rebelles à toutes les ressources de l'art, et qui amenèrent une mort déplorable. J'appris que ce malheureux était en traitement pour une affection dartreuse ; qu'à cet effet on lui avait appliqué plusieurs emplâtres sur différentes parties du corps, et qu'il se frottait avec une pommade verdâtre. Nous fîmes décomposer ces préparations, et nous reconnûmes l'existence du mercure et du vert-de-gris : il nous fut facile de voir que cet empoisonnement était dû à l'absorption de substances aussi dangereuses.

Certes, je ne proscris point l'emploi des moyens externes, puisqu'ils entrent dans mon traitement ; mais du moins faut-il qu'ils soient composés de substances qui ne puissent offrir le moindre danger, et qui, loin d'être *absorbées*, puissent au contraire déterminer de l'inflammation dans la partie affectée, et favoriser ainsi sous forme de croûtes, d'écailles, ou de boutons, la sortie du virus dartreux ; car ce n'est véritablement qu'en ce sens que les onctions ou frictions faites sur la peau peuvent être de quelque efficacité.

D'autres médecins tombant dans un excès contraire, prétendent guérir les affections dartreuses par le seul emploi des moyens internes. A cet effet, ils indiquent soit dans le règne végétal, soit dans le règne minéral, quelques

substances généralement regardées comme dia-
phorétiques ; ils ordonnent un régime sévère,
et s'imaginent ainsi avoir satisfait aux indica-
tions.

D'autres, au contraire, ne procèdent guère
au traitement des différentes espèces de dartres
sans recourir à des sirops *prétendus dépuratifs,*
qui presque tous contiennent du *mercure,* quoi
qu'en disent leurs auteurs, et qui n'ont véritablement d'autre effet que de fatiguer les malades
en pure perte. Le mercure est la ressource des
empiriques, qui considèrent ce métal dangereux comme une sorte de panacée, qu'ils appliquent indistinctement à toute espèce de maladies, sans s'informer jamais des graves accidens qui sont presque toujours les résultats
d'une médication imprudente.

Concluons de tous ces faits, que le traitement
des dartres doit se composer à la fois de moyens
internes et externes habilement combinés. Concluons qu'un remède déterminé n'agit point
avec une efficacité égale sur tous les individus,
et qu'il a besoin d'être modifié selon l'âge, le
tempérament, le sexe, l'ancienneté de la maladie ; car c'est une remarque vulgaire et pleine
de justesse, que ce qui est salutaire à une personne est souvent nuisible à une autre. Concluons enfin que les meilleures méthodes sont

celles qui ne s'appliquent point indistinctement
à tous les cas.

Application du nouveau mode de traitement.

Débarrasser l'économie du virus dartreux
dont elle est infectée, tel est le but qu'on doit
se proposer, et pour y arriver plusieurs indica-
tions à remplir se présentent. La première est
de favoriser la transpiration insensible ; la seconde, d'entretenir la liberté du ventre ; la troisième, de ranimer l'organisation et de fortifier
le tissu de la peau ; la quatrième enfin, est
d'exciter la suppuration des parties affectées ou
des parties environnantes. Ambroise Paré, ce
père de la chirurgie, avait entrevu une partie
de cette méthode que je viens d'indiquer ; car
il appliquait quelquefois avec succès un vésica-
toire sur l'éruption dartreuse. Mais outre qu'un
moyen semblable n'agit pas assez profondément,
et qu'il laisse toujours après lui des cicatrices
ineffaçables qui défigurent ou gênent, en tirail-
lant la peau, le mouvement de certains organes,
il a aussi l'inconvénient de ne pouvoir également
bien s'adapter à toutes les parties affectées, qui
ont souvent une très-grande étendue. Dès lors
j'ai dû chercher un autre moyen, et ce n'est
qu'après de nombreux essais que je suis parvenu

à trouver un procédé qui, analogue à celui d'Ambroise Paré, en a tous les avantages sans en avoir les inconvéniens.

Pour établir un traitement sage et bien raisonné, nul doute qu'il ne faille avoir égard au génie particulier des symptômes qui signalent l'invasion de la maladie dartreuse. Si la peau est sèche, aride et brûlante, s'il y a dans le pouls une plénitude remarquable, si les urines sont rouges, flamboyantes et sédimenteuses, si la susceptibilité nerveuse des entrailles est manifestement exaltée, si la dartre est rouge, douloureuse, si la sensibilité est fortement développée dans la partie malade, il faut se borner à combattre l'irritation par les applications émollientes, les bains tièdes, les lavemens adoucissans, les boissons délayantes, un régime doux et végétal, et quelquefois par les saignées locales et générales.

Dès que tous les symptômes inflammatoires ont cessé et que le malade est convenablement disposé, on doit mettre en œuvre les ressources sans nombre qu'offre la nouvelle méthode : à cet effet, le malade sera mis à l'usage d'une nouvelle préparation dépurative, qui subit des modifications selon l'espèce et l'ancienneté de l'affection dartreuse, selon l'âge, le sexe, le tempérament du malade et son degré d'irritabilité.

Ce médicament interne est si pénétrant ; si diffusible, qu'il se répand avec célérité dans toute l'économie ; il réveille l'action tonique de la peau , augmente la puissance des propriétés vitales , rétablit le plein exercice de la transpiration , facilite l'écoulement des urines , et expulse ainsi jusqu'à la dernière parcelle du virus dartreux.

Ce moyen dépuratif s'adapte généralement à tous les âges et aux constitutions les plus faibles et les plus délicates. Cependant étant obligé de soumettre très-souvent à un traitement anti-dartreux des enfans qui ne comptaient encore que quelques mois d'existence , je l'ai prescrit à leurs nourrices d'ailleurs bien portantes, dans le bnt de communiquer à leur lait des propriétés dépuratives. Je n'ai eu qu'à me louer de cette méthode.

Les moyens les plus propres à la guérison des dartres étant ceux qui tendent à rétablir la transpiration , nul doute que les bains tièdes ne puissent convenir pour remplir ce but : en effet, une expérience journalière me prouve qu'ils sont utiles dans presque toutes les affections dartreuses ; ils concourent à leur guérison , et je suis tellement convaincu de cette vérité , qu'à l'exemple des anciens, je fais souvent préparer des bains médicinaux avec de l'amidon , de la graine de lin , des plantes émollientes, dans l'intention d'adoucir la peau et d'apaiser la dé-mangeaison qui souvent la tourmente.

Je dois faire observer cependant qu'il est quelques cas où il faut user avec prudence des bains simples et mucilagineux. Il est en effet quelques malades chez lesquels l'affection dar-treuse est arrivée à un tel degré, qu'ils ne peu-vent guère les supporter sans de grandes anxié-tés, des palpitations de cœur, des lassitudes et des maux de tête. Il faut donc dans certaines circonstances les interdire , mais les employer dans le plus grand nombre de cas; car il est d'observation que les dartreux éprouvent une amélioration sensible dans leur état après l'usage d'un bain.

Les bains froids de mer ou de rivière offrent quelquefois des avantages réels ; il ne s'agit que de bien apprécier dans quelle espèce de dartre et à quel période de la maladie il convient de les employer , afin d'en obtenir un résultat fa-vorable.

A certains intervalles le malade sera purgé ; les purgatifs ont non seulement l'avantage d'o-pérer une dérivation sur les intestins , mais en-core ils entraînent les matières saburales des premières voies , qui deviennent si souvent le foyer d'un grand nombre de maladies , et entre autres des affections dartreuses. Tout en profitant des avantages que les purgatifs peuvent offrir, il faut les interrompre lorsque les malades se trouvent fatigués; il faut aussi proportionner leur dose au sexe, à l'âge, aux habitudes, au genre de vie et au tempérament des individus.

Parmi les autres remèdes internes que je mets quelquefois en usage pour guérir les dartres, je dois compter les substances qui jouissent d'une propriété tonique. Elles sont particulièrement utiles lorsque les voies digestives sont dans un état de langueur, et que leurs fonctions sont imparfaites. C'est ainsi que les décoctions des plantes amères favorisent singulièrement la guérison des dartres, non qu'elles dépurent le sang comme on l'a cru, mais parce qu'elles fortifient, raniment la constitution chez des individus qui ont langui dans la misère et le besoin, ou bien qui ont été fatigués par des traitemens infructueux. Peut-on ne pas apprécier tous les avantages des substances toniques, lorsque les dartres sont liées aux affections débilitantes, telles que l'hydropisie, le scorbut, le marasme, la consomption, etc.?

Enfin pour remplir une quatrième indication on agit en même temps sur les parties malades, à l'aide de moyens propres à exciter leur suppuration, sans laisser cependant la trace la plus légère. Lorsque l'affection est trop étendue, je choisis de préférence les endroits qui sont les plus affectés, ou ceux qui me paraissent plus favorables à l'effet que je veux produire ; c'est là que je concentre le virus dartreux pour en favoriser la sortie sous forme de suintement, de croûtes, de boutons ou d'écailles, selon l'espèce de dartre que j'ai à traiter. Quelques jours suffisent pour opérer ce dégorgement salutaire, auquel est toujours due la prompte disparition des démangeaisons qui accompagnent le plus ordirement les affections dartreuses.

Cependant le malade continue l'usage du dépuratif interne ; il prend des bains tièdes ; il frictionne toutes les parties affectées avec une pommade convenable. Sous l'influence de ces moyens, la transpiration s'opère plus facilement, la peau se fortifie, se nettoie ; on la voit se rapprocher graduellement de son aspect naturel, et enfin, après un temps dont la durée varie selon la gravité de la maladie, on obtient une guérison radicale. Tel est le procédé facile et sûr qu'une longue expérience a sanctionné, le seul qui puisse combattre avantageusement ces maladies cruelles ; car ce n'est réellement qu'en favorisant par tous les moyens possibles l'expulsion du virus dartreux, qu'on peut obtenir une guérison radicale et à l'abri de toutes suites funestes.

Pour appliquer d'une manière plus positive la méthode qui doit conduire à la guérison des dartres, il importe de faire une étude réfléchie de leurs différentes complications. Elles se trouvent souvent réunies à la maladie vénérienne ; elles lui doivent souvent aussi leur origine, ce qui nécessite l'alliance des moyens anti-syphilitiques avec les remèdes anti-dartreux. Quelquefois aussi les dartres se lient avec les phénomènes du scorbut. Ne faut-il pas alors faire concourir les moyens propres à détruire cette combinaison morbifique? C'est par leur mélange réciproque que les maladies affermissent en quelque sorte leur empire dans l'économie animale.

Que de modifications ne suis-je pas sans cesse obligé d'apporter à ma méthode? En effet, chaque espèce de dartre réclame quelques moyens particuliers ; car mon expérience m'a démontré qu'on ne saurait attaquer de la même manière une dartre écailleuse, croûteuse, pustuleuse ou rongeante. Des procédés curatifs ne doivent-ils point varier selon l'ancienneté de l'affection, selon l'âge, le sexe et la force des malades, selon la sensibilité plus ou moins grande des parties affectées , selon la texture de la peau , qui diffère à l'infini , en raison de la constitution physique de chaque individu ?

Il est des circonstances où les dartres attaquent le visage , ou bien sont étendues sur l'universalité des tégumens : dès lors appréciant tout ce qu'aurait de pénible, de gênant et de défectueux une suppuration locale ou générale, je me borne à quelques dégorgemens partiels , ou bien , ne faisant usage que d'une pommade tonique , je soumets le malade à un traitement dépuratif plus énergique et plus long-temps continué.

D'autres fois, au contraire, lorsque l'affection dartreuse ne fait aucune éruption vers la peau , et qu'on a à craindre des ravages intérieurs , tout en ne négligeant pas le dépuratif interne , j'insiste d'une manière plus particulière sur l'emploi des moyens externes , qui tendent à faire naître des éruptions essentiellement salutaires.

Tels sont les principes sur lesquels repose la méthode nouvelle, que j'aurais plus grandement développée si j'eusse écrit pour des médecins. Mais puisque ce Mémoire est spécialement destiné aux personnes affectées de dartres, de quel intérêt eût-il été pour elles que je fusse entré d'une manière particulière dans le détail des diverses préparations internes ou externes que je mets en usage, n'eût-ce pas eté m'éloigner du but que je suis proposé? Pouvais-je d'ailleurs faire apprécier facilement à un malade, étranger à l'art médical, toutes les modifications que nécessite ma méthode? Pouvais-je, sans danger, le livrer à son inexpérience? En agissant autrement que je ne l'ai fait, je n'aurais pas été assuré de l'efficacité de ma méthode, qui, mal appliquée, ne pourrait avoir le résultat désiré. J'aurais par conséquent nui au malade en lui permettant de croire qu'il pouvait se passer des soins d'un médecin qui a fait une longue étude de ce genre de maladie, et dont la surveillance lui est absolument nécessaire. Je pense donc qu'on me saura gré de la marche que j'ai adoptée; elle m'a semblé être non seulement la plus salutaire, mais peut-être même la seule qu'on pût employer avec succès.

RÉGIME,

OU CONDUITE A TENIR PENDANT LE TRAITEMENT.

LES personnes soumises à ce nouveau mode de traitement doivent éviter tout ce qui est capable d'échauffer ou de donner de l'âcreté aux humeurs. C'est une observation bien vulgaire, mais qui n'en est pas moins pleine de vérité, que les coquillages, le poisson, le gibier, les viandes salées ou fumées, que le cochon et les ragoûts dont on rehausse la saveur par les épiceries, que les liqueurs alcooliques et fermentées, que les vins spiritueux donnés dans leur état de pureté, retardent, empêchent ou contrarient la guérison des dartres; aussi Hippocrate voulait-il que tous les alimens lourds ou indigestes fussent interdits aux personnes atteintes de cette maladie?

Une multitude de faits constate que toutes les nourritures échauffantes sont dans une opposition véritable avec l'effet des remèdes; et lorsqu'on est attentif à la marche et aux changemens d'une éruption dartreuse, on reconnaît constamment le lendemain les écarts de régime que les malades ont commis la veille.

Conséquemment, les personnes affectées de dartres peuvent faire usage du bœuf, du mouton, du veau, de la volaille ; les plantes potagères douces et les fruits bien mûrs leur seront permis. Elles ne devront boire leur vin que bien trempé, et se priveront de café si une longue habitude ne l'a pas rendu indispensable. Dans le cas contraire elles feront bien de le couper avec du lait.

Cet aliment est un de ceux que l'on digère avec le plus de facilité ; il peut être pris à toutes les époques de la vie, mais il est certaines constitutions auxquelles il convient peu : les sujets éminemment lymphatiques sont dans ce cas. J'ai vu des individus affectés de dartres très-graves que l'usage du lait soulageait sensiblement aussitôt qu'ils s'y soumettaient ; ce qui prouve qu'on peut tirer parti d'un grand régime.

Les malades devront se soustraire au froid et à l'humidité. Pour atteindre ce but, la laine appliquée immédiatement sur la peau est le meilleur moyen. Ils feront un exercice modéré, entretiendront la transpiration insensible à l'aide de frictions faites sur tout le corps avec un morceau de flanelle ou une brosse destinée à cette usage. Enfin ils ne commettront d'excès dans aucun genre, et fuiront les occupations sérieuses.

OBSERVATIONS

RELATIVES A LA DARTRE ÉPHÉLIDE.

Première observation. — M. D...., âgé de vingt-sept ans, d'un tempérament lymphatique, jouissant d'une assez bonne santé, avait eu dans sa jeunesse les glandes du cou engorgées. A l'âge de vingt-un ans, époque à laquelle cette tuméfaction cessa entièrement, sa figure se couvrit d'une matière farineuse qui se dissipa presque entièrement par des lotions fréquentes d'eau de Cologne. Parvenu à l'âge de vingt-quatre ans, il s'aperçut qu'une tache jaunâtre de la grandeur d'une pièce de six francs s'était développée à la partie antérieure du cou. Elle grandit insensiblement, au point de recouvrir tout le devant de la poitrine jusqu'au milieu du ventre ; enfin tout le dos et la partie supérieure des bras furent successivement envahis. Une légère démangeaison se faisait ressentir sur les parties affectées, et des écailles farineuses s'en détachaient en assez grande abondance. Telle était la position de M. D..., lorsqu'il vint me consulter. Je le mis de suite à l'usage de la liqueur dépurative ; il ne tarda pas à ressentir une vive chaleur sur toute la surface de la peau, et la transpiration, qui était nulle, se rétablit. L'usage de trois bains par semaine, l'emploi de quelques légers purgatifs , des frictions faites tous les soirs sur les parties affectées avec une pommade tonique susceptible de ranimer les vaisseaux lymphatiques affaiblis , amenèrent au bout de trois mois et demi de traitement , une complète guérison.

Deuxième observation. — M. G. , âgé de trente-trois ans, d'une faible constitution , avait eu quelques maladies syphilitiques dont il ne fut jamais bien guéri. À l'âge de vingt-neuf ans il ressentit de très-vives démangeaisons dans la totalité du dos ; en même temps des clous , au nombre de vingt à vingt-cinq, se développèrent et occasionnèrent d'assez vives souffrances. Le malade se purgea, il prit des bains, et ces symptômes se dissipèrent. Un an après il remarqua sur le milieu de la joue droite une tache jaunâtre, il la négligea, elle s'étendit ; inquiet alors sur sa position, il consulta les médecins de l'hôpital Saint-Louis ; il se soumit à leur traitement , et il n'en retira aucun avantage ; l'affection grandit sans pouvoir en arrêter le développement ; elle s'étendit à un tel point, que lorsque M. G. vint réclamer mes soins, tout son visage, le dos et la poitrine étaient recouverts d'une tache couleur safranée : on eût dit qu'il avait la jaunisse. Il fut de suite mis à l'usage du dépuratif, toutes les parties affectées furent frictionnées avec une pommade tonique ; il prit des bains, et fut purgé à certaines distances : enfin, après quatre mois environ de traitement, il obtint la guérison radicale d'une maladie qui était héréditaire, car son père avait été affecté d'une dartre croûteuse.

Troisième observation. — M. V., âgé d'environ trente-quatre ans, portait au cou plusieurs taches jaunâtres de la dimension d'une pièce de cinq francs ; il en attribuait l'origine à une affection syphilitique. Soit par l'effet de la maladie, soit par le chagrin que lui occasionnait une affection semblable, il était mélancolique, et les arts qu'il cultivait et qui embellissaient son existence n'avaient plus d'attrait pour lui. J'apportai du calme dans son esprit ; je le soumis au traitement anti-dartreux, auquel j'associai les moyens anti-syphilitiques : quinze jours de traitement apportèrent une grande amélioration dans son état , et trois mois et demi suffirent pour lui rendre la vie morale et la santé.

Nota. Je ferai observer que je n'excite jamais la suppuration des parties affectées de dartres éphélides ; je me borne à des frictions faites avec une pommade tonique, et je fais continuer plus long-temps l'usage du dépuratif interne.

OBSERVATIONS

Relatives à la dartre furfuracée ou farineuse.

Première observation. — Mademoiselle C...., âgée de vingt-un ans, d'une haute stature, d'un tempérament bilioso-lymphatique, mal réglée, éprouva des cuissons à toute la partie postérieure et latérale du cou ; un érysipèle s'y manifesta ; il envahit tout le pavillon de l'oreille, et devint très-douloureux.

Des sangsues appliquées aux parties sexuelles, des bains de pieds sinapisés, des lotions répétées avec une infusion de mauve et de sureau, quelques boissons délayantes , tels furent les moyens mis en usage. L'inflammation céda , il ne restait que peu de rougeur ; mais une vive démangeaison se faisait ressentir , et l'épiderme de la partie malade se convertissait en molécules farineuses faciles à enlever. Quelques bains tièdes, le sirop dépuratif, trois purgatifs, et une seule application, qui donna lieu à un écoulement considérable d'humeur, terminèrent cette maladie au bout d'un mois et demi.

Deuxième observation. — M. P...., âgé de quarante-cinq ans, d'un tempérament sanguin, éprouva subitement et sans cause connue, des démangeaisons considérables à la partie antérieure des cuisses et des jambes; en même temps se développèrent, à deux ou trois pouces de distance, des plaques dartreuses circulaires qui s'accrurent de jour en jour, et finirent par acquérir la dimension d'une pièce de deux francs. Les démangeaisons qu'elles suscitaient devenaient quelquefois insupportables. M. P. jouissait d'ailleurs d'une excellente santé; il consulta un médecin qui lui fit subir le traitement usité en pareille circonstance ; cependant depuis quinze mois il n'avait pas obtenu la plus légère amélioration. Désespéré de sa situation, il s'adressa à moi.

Comme la peau intermédiaire aux plaques dartreuses était rouge, je le mis à l'usage des bains tièdes et fis appliquer quelques cataplasmes émolliens sur les parties affectées. Comme le sujet était pléthorique, une saignée fut pratiquée au bras, et il fut mis à l'usage d'une boisson adoucissante. Sous l'influence de ces moyens, les démangeaisons diminuèrent sensiblement ; mais la maladie persistait et avait passé à l'état chronique. Dès lors je ne doutai plus des avantages qu'il pouvait retirer du nouveau mode de traitement ; il fut à cet effet mis à l'usage de la liqueur dépurative, purgé à plusieurs reprises, des applications furent faites sur les parties affectées ; au bout de vingt-quatre heures elles étaient très-gonflées et une humeur considérable s'en écoulait. La suppuration fut excitée et entretenue par une pommade convenable ; peu à peu les parties revinrent à leur état naturel, les démangeaisons cessèrent totalement, et après trois mois de traitement M. P. obtint une entière guérison.

Troisième observation. — Madame de C..., d'un tempérament lymphatique, âgée de vingt-huit ans, avait habituellement des flueurs blanches que rien ne pouvait combattre ; elles se supprimèrent par l'effet d'une vive frayeur : dès lors quelques démangeaisons se firent ressentir dans différentes parties du corps, et principalement aux sourcils et au milieu du front. Les préparations sulfureuses lui furent vainement conseillées. Trois mois après, époque où je la vis pour la première fois, la partie supérieure des deux bras, le front, les sourcils et toutes les extrémités inférieures étaient le siége d'une très-vive démangeaison et d'une exfoliation considérable de petites écailles farineuses. Soumise pendant trois mois au nouveau mode de traitement, elle obtint une guérison radicale, et fut délivrée d'un écoulement qui tenait d'une manière certaine à un principe dartreux.

On doit se rappeler que j'ai dit dans mes considérations générales, que, chez les femmes, les flueurs blanches emportent, le plus ordinairement, tout ce qui pourrait se porter à la peau sous forme dartreuse. Il y a eu évidemment, dans cette circonstance, transport du virus sur les parties qui ont été affectées. Depuis cinq mois environ que la guérison a été opérée, madame de C. jouit d'une santé parfaite.

Quatrième observation. — M. B...., d'un bon tempérament, âgé de vingt-trois ans, avait eu la gale dans sa jeunesse. Malgré tous les moyens qui furent mis en usage, il éprouvait, tous les étés, une vive démangeaison à toutes les articulations, occasionnée par de petits boutons blanchâtres qui, pressés ou déchirés, donnaient sortie à une humeur cristalline. Au mois de février dernier il ressentit de très-vives démangeaisons aux sourcils ; peu de temps après, une matière farineuse s'en détacha ; il négligea cette affection. Au mois d'avril, la moitié des sourcils était tombée, la peau était boursoufflée , les yeux étaient plus sanieux qu'à l'ordinaire , le prurit avait une telle vivacité que des croûtes , résultat des écorchures occasionnées par le besoin de se gratter, se formaient et donnaient à toute la physionomie un aspect dégoûtant. Plusieurs applications opérèrent en peu de jours un dégorgement favorable ; les démangeaisons cessèrent presque entièrement. L'emploi combiné des moyens externes et internes amena en deux mois environ une guérison radicale. Il est facile d'apprécier que la maladie dartreuse de M. B. n'était autre qu'une gale dégénérée , puisque les fortes chaleurs de cette année n'ont pas vu éclore une affection qui se montrait périodiquement tous les étés.

Cinquième observation. — M. le comte de C..., âgé de quarante-trois ans , d'un tempérament bilieux, éprouva en 1818 , après une partie de chasse , des douleurs rhumatismales occupant presque toutes les articulations. Les moyens qui furent employés pour combattre cette affection, eurent tout le succès possible. Au mois de janvier 1820 , les douleurs reparurent avec une grande intensité et sans cause connue. Cette fois on fut moins heureux que la première dans l'emploi des moyens mis en usage , puisque depuis cette époque M. de C. a ressenti toutes les années les mêmes douleurs : cependant elles ne parurent pas en 1826 , et les mois de novembre, décembre et janvier lui laissèrent le calme le plus parfait. Il se croyait entièrement guéri, lorsqu'au mois de février passé il éprouva , sur la totalité du corps, une très-vive démangeaison qui fut bientôt suivie d'une éruption considérable de petites dartres circulaires , jaunâtres , rudes sur leurs bords , et de la dimension d'une pièce de dix sous. Elles étaient tellement multipliées, qu'il n'y avait entre elles que deux ou trois lignes de distance. Le visage seul n'était pas affecté , le teint cependant était très-jaune , la langue était chargée, il y avait une lassitude générale , des maux de tête , point d'appétit. Il me fut très-facile d'apprécier qu'il existait un embarras d'estomac. Je fis prendre un vomitif qui entraîna une grande quantité de bile verte et jaune ; peu de jours après , j'administrai un

purgatif qui eut également un résultat avantageux. Ce préalable rempli, je soumis le malade
au traitement anti-dartreux. Huit jours s'étaient
à peine écoulés qu'il y avait déjà de l'amélioration ; trois mois de traitement opérèrent une
guérison radicale.

Lorsque l'on considère les symptômes qui
préludèrent au développement de cette affection
dartreuse, n'est-il pas très-facile de voir que les
douleurs rhumatismales n'étaient qu'une forme
qu'elle avait adoptée ? Et ce qui me confirme
davantage dans cette opinion, c'est que M. de C.
était né d'un père qui avait eu une maladie dartreuse dont il n'avait jamais été guéri.

Sixième observation. — M. B...., âgé de quarante ans, d'un excellent tempérament, ressentit, en 1815, une très-vive démangeaison à la
partie postérieure de la main droite. En même
temps une dartre arrondie s'y développa ; elle
fit de tels progrès, que deux mois après elle
avait acquis la grosseur d'une pièce de cinq
francs ; elle était rude sur les bords et donnait
lieu à la chute d'écailles farineuses. Quoique ce
soit un caractère propre aux affections dartreuses en général, de se transporter facilement
d'un endroit à un autre, cependant la dartre

farineuse arrondie est très-tenace, et quitte rarement les lieux où elle a pris naissance. Le contraire a eu lieu chez M. B., puisque souvent en deux fois vingt-quatre heures sa dartre se transportait sur la main opposée, sans laisser la trace la plus légère sur celle qui avait été affectée. Tour à tour ce changement s'opérait avec une promptitude, qui a étonné tous les médecins qui lui ont inutilement donné leurs soins. Je le soumis au traitement anti-dartreux avec un tel succès, qu'au bout de cinquante jours la guérison fut opérée.

Cette affection, qui paraissait avoir peu d'importance par son peu d'étendue, pouvait avoir cependant les résultats les plus dangereux par son caractère ambulant. Elle pouvait, en effet, se transporter sur un organe essentiel à l'existence, et compromettre facilement la vie du malade. J'ai vu plusieurs affections de poitrine qui n'avaient pas d'autre origine.

———

OBSERVATIONS

Relatives à la dartre squammeuse ou écailleuse.

Première observation. — M. de G...., homme de lettres, d'une frêle constitution, âgé de cinquante ans, avait eu dans sa jeunesse plusieurs

maladies syphilitiques qu'il présuma n'avoir jamais été bien guéries. Il fit, en 1822, un voyage
en Italie ; sous l'influence de chaleurs très-
fortes, une dartre écailleuse se manifesta à l'a-
nus, aux bourses et à la partie inférieure du
ventre ; il ressentit en même temps des démangeaisons insupportables. Il n'éprouvait quelque
soulagement qu'en se grattant au point de s'é-
corcher, ou en se frottant avec du fort vinaigre.
La nuit , ces démangeaisons prenaient un tel
degré d'accroissement par la chaleur du lit,
qu'il ne pouvait trouver un seul instant de repos : *rien*, disait - il , *ne pouvait exprimer ses
souffrances.*

Il consulta un médecin distingué de Milan ,
qui le mit à l'usage des pilules de goudron , des
bains de Barèges , et le faisait frotter matin et
soir avec une pommade dont il ignore la com-
position. Cependant , à l'aide de ces moyens ,
il parut éprouver quelque calme ; depuis cinq
mois il continuait son traitement , lorsqu'il
revint à Paris en 1824. Il fut à l'hôpital Saint-
Louis prendre des bains de vapeur ; il consulta
plusieurs médecins.

Cependant sa maladie éclata avec une nouvelle violence , et ce fut à cette époque qu'il se
confia à mes soins. Ses souffrances avaient acquis
la même intensité qu'auparavant ; des écailles

humides se détachaient des parties affectées ; une humeur âcre et corrosive suintait avec une telle abondance qu'il était obligé de se garnir. Sa santé était profondément détériorée. Mon premier soin fut de le mettre à l'usage des bouillons gélatineux et de l'extrait de quinquina ; il était nécessaire de relever ses forces épuisées. Plusieurs applications qui déterminèrent une abondante suppuration, lui rendirent bientôt le calme et la tranquillité. Persuadé que sa maladie devait son origine à une infection syphilitique , j'associai avec un tel avantage la liqueur dépurative, le lait, les purgatifs et les moyens que réclament cette dernière maladie , qu'au bout de près de cinq mois nous obtînmes une guérison complète.

Deuxième observation. — Madame M..., âgée de vingt-sept ans, d'un tempérament éminemment lymphatique, née d'un père écrouelleux, fut dans sa jeunesse affectée de la même maladie; cependant, vers l'âge de la puberté, époque à laquelle sa constitution s'était fortifiée, cette affection disparut, et ne laissa que quelques cicatrices au cou , traces de son existence. Toutefois , son oreille gauche suintait de temps en temps : elle jouissait d'ailleurs d'une bonne santé.

Elle se maria, devint enceinte ; sa grossesse n'eut rien de particulier, si ce n'est que l'écoulement de l'oreille se supprima. Elle accoucha heureusement, et des circonstances particulières l'empêchèrent de nourrir son enfant.

Vingt jours après elle éprouva sous les aisselles des démangeaisons : ses cheveux tombaient ; en même temps elle ressentit aux parties sexuelles un vif prurit ; une inflammation considérable se développa dans ces parties ; elle céda facilement à l'usage des bains tièdes et des fumigations émollientes. Un léger suintement se manifesta ; des écailles se formèrent ; elles se détachaient et faisaient place à d'autres. La maladie prit un caractère chronique ; des applications furent réitérées, non seulement dans les parties affectées, mais encore dans celles qui les avoisinaient. Considérant que cette dartre, vulgairement appelée *dartre laiteuse*, était liée à une disposition écrouelleuse, je la combattis non seulement par le nouveau procédé, mais encore par les préparations amères. Au bout de deux mois environ cette dame était parfaitement guérie.

Troisième observation. — M. A...., âgé de trente-quatre ans, d'un tempérament biliososanguin, très-bien constitué, eut une maladie syphilitique de laquelle il pense n'avoir jamais été bien guéri.

En 1814 il éprouva des démangeaisons à la tête ; des écailles très-légères s'en détachaient. En 1815 des clous se manifestèrent sur différentes parties du corps ; ils disparurent. Vers cette même époque les parties génitales, l'anus, la partie supérieure des cuisses, et les jarrets devinrent le siége d'une démangeaison violente. Différentes parties des bourses se fendillèrent ; une matière âcre et ichoreuse s'en écoulait ; de toutes les parties affectées se détachaient des écailles d'une très-grande dimension. M. A. n'éprouvait pas un moment de calme. Le jour, le prurit se manifestait à la fois sur les différens points affectés, et avec une telle violence, que, souvent obligé de se contraindre, son visage se décomposait, et son agitation était telle, qu'on eût dit qu'il était tourmenté par des convulsions. La nuit, les accès de démangeaison étaient si violens, surtout aux parties génitales, qu'il se grattait au point de s'écorcher : *il lui semblait,* disait-il, *qu'une humeur âcre tendait à en sortir.* A peine pouvait-il trouver quelques instans de repos. Il fut soigné par beaucoup de médecins ; il prit des sucs d'herbes, des bains de Barèges, des bains de vapeurs ; les parties affectées furent touchées avec la pierre infernale, avec une dissolution de vitriol vert et de mercure. Rien ne pouvait apporter du changement à son affreuse position. Il me fut adressé ; lorsque je le vis pour la première fois, il était maigre et avait le teint plombé. Gai par caractère, il était devenu mélancolique ; il n'aimait que la solitude ; il portait sur tous ses traits la trace des souffrances qu'il avait éprouvées. Cet infortuné était livré au plus affreux désespoir. Je calmai son esprit par la promesse d'une guérison certaine, et je le soumis au nouveau mode de traitement, auquel j'associai les moyens anti-syphilitiques ; des applications réitérées sur les parties génitales y concentrèrent l'humeur dartreuse répandue dans différentes parties du corps, et une pommade convenable en favorisa la sortie. Vingt jours s'étaient à peine écoulés, que les démangeaisons de la tête cessèrent, le prurit des parties génitales devint supportable, sa santé se fortifia, ses nuits étaient bonnes ; il recouvra l'appétit et bannit sa tristesse. Tous les jours sa position s'améliora, et il eût marché à une guérison plus prompte, si ses occupations, difficiles à concilier avec le traitement auquel il était soumis, n'y eussent mis obstacle.

Enfin, jouissant aujourd'hui d'un bonne santé, il n'éprouve pas le moindre vestige d'une maladie qui avait dix années d'existence.

Quatrième observation. — M. Du...., ancien marin, âgé de quarante ans environ, était affecté depuis sept ou huit ans d'une dartre écailleuse qui occupait les bourses, le périnée et l'anus ; elle excitait des démangeaisons insupportables, et donnait lieu à un suintement abondant. Tour à tour les tisanes rafraîchissantes et les moyens connus avaient été employés sans le moindre succès. Soumis pendant deux mois et demi environ au nouveau mode de traitement, il obtint un guérison radicale.

Cinquième observation. — M. de C...., âgé de trente-sept ans, d'une constitution débile, né d'un père dartreux, avait depuis sa plus tendre enfance une dartre écailleuse lichénoïde, occupant toute la partie postérieure de la main. Elle était caractérisée par des écailles dures, coriaces et blanchâtres. Une démangeaison très-vive se faisait quelquefois ressentir, mais elle avait peu de durée. Cette affection donnait à la main une telle rudesse, que le mouvement des doigts n'était pas très-libre. Sans cesse soumis à l'emploi des moyens internes qui ne produisirent jamais le plus léger avantage, c'est à eux qu'il devait l'affaiblissement de sa constitution. Prenant en considération l'état de maigreur où il se trouvait et la diminution de ses forces, je le mis à l'usage d'une nourriture substantielle; il prit, pendant un mois, l'extrait de quinquina, il respira l'air de la campagne; sa santé s'améliora considérablement, son visage acquit de la fraîcheur, lorsqu'auparavant il était décoloré. Enfin, se trouvant dans l'état le plus favorable, je le soumis au nouveau procédé, qui opéra sa guérison en trois mois environ. Il serait impossible aujourd'hui d'apercevoir la trace la plus légère d'une affection qui était héréditaire.

***

OBSERVATIONS

Relatives à la dartre crustacée ou croûteuse.

Première observation. — M. D... , âgé de trente-cinq ans , d'un tempérament bilieux, éprouva, à la suite d'une vive colère, des démangeaisons sur toute la partie antérieure de la poitrine. Des boutons très-rouges s'y développèrent; ils étaient réunis par groupes; ils ne tardèrent pas à suppurer, et le résultat de cette

excrétion donnait lieu à des croûtes d'un jaune
verdâtre ; elles étaient tellement multipliées ,
qu'il n'y avait pas entre elles plus d'un demi-
pouce de distance. La peau qui entourait leur
base était d'un rouge briqueté ; des démangeaisons vives et brûlantes se faisaient ressentir surtout pendant la nuit. En quinze jours cette affection était parvenue à ce degré d'intensité.
La maladie était encore à son état aigu , et un
pharmacien imprudent qu'il consulta , l'aggravait encore par des bains de Barèges. Je fis cesser ce genre de médication , et le mis pendant
quelque temps à l'usage des bains tièdes et
d'une tisane rafraîchissante. Ce préalable rempli , et l'état inflammatoire ayant entièrement
cessé , il fut soumis au nouveau mode de traitement , et fut complétement guéri au bout d'environ trois mois et demi.

Deuxième observation. — Mademoiselle G...,
d'une constitution nervoso-sanguine , âgée de
vingt-un ans, née d'un père qui avait eu des
dartres sur différentes parties du corps, éprouva
un retard dans sa menstruation. Peu de temps
après , un érysipèle se manifesta sur la joue
droite , et acquit une intensité considérable ;
des phlyctènes se formaient , se brisaient , et

laissaient échapper un fluide séreux. Vingt sangsues appliquées à la vulve, et des moyens anti-
phlogistiques firent cesser cette inflammation
en grande partie.

Bientôt une exsudation purulente se manifesta
vers le milieu de la joue, et se convertit en une
croûte de la largeur d'une pièce de trois livres;
elle était d'un gris jaunâtre, se détachait par
fragmens, et était promptement reformée. L'é-
rysipèle avait entièrement cessé, et une aréole
rouge circonscrivait la partie malade. La santé
était d'ailleurs fort bonne. Considérant que sa
maladie était héréditaire, elle subit d'une manière plus rigoureuse le traitement auquel je la
soumis. Cette dartre avait un caractère tellement
opiniâtre, qu'elle ne guérit qu'au bout de cinq
mois. Il serait impossible aujourd'hui de reconnaître laquelle des deux joues a été affectée.

Troisième observation. — Madame G..., d'un
tempérament lymphatique, âgée de trente-
deux ans, avait depuis huit ans environ une
dartre croûteuse occupant la presque totalité
de la joue droite. Soumise à toute espèce de
préparation sulfureuse, loin d'obtenir un résultat avantageux, sa maladie avait empiré.
Elle vint réclamer mes soins. Quelques jours

de traitement opérèrent dans les parties affectées un dégorgement salutaire. Les démangeaisons cessèrent totalement, et la guérison fut
opérée en quatre mois.

———

Quatrième observation. — M. P..., d'un tempérament bilieux, âgé de trente-huit ans, avait
depuis cinq ou six ans une dartre croûteuse
occupant toute la partie postérieure des deux
mains. Les démangeaisons qu'elle excitait étaient
atroces. Ce monsieur était désespéré : il souf-
frait tellement dans les accès de prurit, qui
étaient très-fréquens, que la vie lui était à
charge. Il se serait détruit, me disait-il, s'il
n'eût été père de famille. Tout ce qu'on avait
mis en usage pour combattre cette affection
avait échoué. La lecture de mon Mémoire lui
rendit l'espérance ; il vint me voir, persuadé
que j'apporterais quelque soulagement à ses
maux. Je ne trompai pas son espoir. En quelques jours je lui rendis le calme, et en trois
mois et demi je le rendis à la santé.

———

OBSERVATIONS

Relatives à la dartre rongeante.

Première observation. — Madame M..., d'un

9 *

tempérament lymphatique, âgée de vingt-sept ans, était née d'un père qui mourut d'une dartre rongeante qui lui dévora horriblement le visage. Craignant de dérober un seul instant aux fêtes et aux plaisirs, et trop confiante aux signes extérieurs d'une santé parfaite, elle fut indocile à mes avis et refusa de se soumettre à un traitement préservatif que je jugeais nécessaire, parce que je redoutais qu'elle n'eût reçu en héritage la funeste maladie de son père. Une année s'était à peine écoulée qu'un gros bouton se développa sur le sein gauche; il acquit en peu de temps une grande étendue, et il se forma plusieurs ulcères profonds, excessivement douloureux, desquels s'échappait une humeur corrosive. Cette affection avait une identité parfaite avec celle à laquelle son père avait succombé. Justement alarmée sur sa position, elle se confia à mes soins. Après vingt jours de traitement, nous avions déjà obtenu une amélioration remarquable, et à dater de cette époque la cicatrisation fut complète au bout de trois mois et quelques jours. Quoique entièrement guérie, cette dame resta encore assez long-temps sous l'influence du traitement et d'un régime sévère, afin d'éviter une récidive.

Deuxième observation. — M. F..., d'un tempérament nervoso-lymphatique, âgé de quarante-cinq ans, s'adressa à moi pour se faire guérir d'une dartre rongeante syphilitique, qui occupait tout le côté droit de la lèvre inférieure jusqu'à sa commissure, ainsi que toute la partie du menton correspondante. Cet ulcère, qui occasionnait des douleurs atroces, laissait échapper avec abondance une humeur puante, et tellement corrosive, qu'elle irritait et enflammait toutes les parties environnantes. Cette plaie horrible était d'un rouge verdâtre vers ses bords, ce qui me confirma qu'elle était de nature syphilitique. M. F. dormait mal, et avait toujours un peu de fièvre. L'appétit était assez bon. Il avait vainement consulté les médecins les plus distingués de la capitale. Cinq applications furent faites sur la partie affectée, à huit ou dix jours de distance; à chacune d'elles on s'apercevait d'une grande amélioration. Liqueur dépurative, purgatifs réitérés, préparations anti-syphilitiqes, tels furent les moyens à l'aide desquels nous obtînmes sa guérison au bout de trois mois et dix jours.

Troisième observation. — M. R..., âgé de cinquante-cinq ans, d'une bonne constitution,

m'écrivit de Bruxelles, sa résidence, pour réclamer mes soins relativement à une dartre rongeante, reconnue telle par les médecins de cette
ville, qui n'avaient pu le guérir. Cette dartre
occupait le milieu de la joue droite ; il ne pouvait assigner les causes qui avaient donné lieu à
son développement. Je l'engageai à venir à Paris :
n'ayant pu se déterminer à faire ce voyage par
des raisons particulières, je lui fis parvenir tout
ce qui était nécessaire , et quoique je ne pusse
moi-même le diriger dans son traitement (ce qui
semblait devoir un peu retarder sa guérison) ,
cependant il fut entièrement rétabli au bout
de six semaines.

Quatrième observation. — Un serrurier de
Laon vint à l'Hôtel-Dieu de Paris, pour se faire
traiter d'une dartre rongeante qui occupait la
presque totalité de la joue gauche. Sa vue inspirait l'effroi : tous les moyens employés furent
inutiles ; cet infortuné, livré au plus affreux
désespoir, vint réclamer mes soins. Trois mois
de traitement suffirent à sa guérison.

Cinquième observation. — M. D...., âgé de
trente-huit ans , d'un tempérament robuste ,

était affecté depuis deux ans d'une dartre rongeante de la dimension d'une pièce de trois fr.,
occupant la partie gauche du menton. La sensibilité y était développée à un tel point, que le
plus léger attouchement donnait lieu à une
très-vive douleur. Il avait été infructueusement
soigné par les médecins les plus distingués de
la capitale. Il vint réclamer mes soins. Plusieurs
applications opérèrent un dégorgement salutaire. La sensibilité dont était doué cet ulcère
cessa au bout de quelques jours. L'emploi combiné des moyens externes et internes amena
une cicatrisation complète au bout de quatre
mois.

OBSERVATIONS

Relatives à la dartre pustuleuse ou boutonneuse.

Première observation. — M. D..., d'un tempérament très-sanguin, âgé de trente-cinq ans,
vint réclamer mes soins pour une dartre boutonneuse qui occupait toute l'étendue du front;
elle s'était insensiblement développée, et c'est
lorsqu'elle eut acquis une intensité plus grande,
qu'il se décida à se faire soigner. Il n'avait jus-
que-là fait usage que de quelques bains. Son
affection consistait en une multitude de petits
boutons peu éloignés les uns des autres, qui

suppuraient et formaient de légères croûtes ; ils étaient très-rouges à leur base, excitaient quelquefois une vive démangeaison ; et très-multipliés du côté droit du front, ils ne formaient qu'une plaque rouge écarlate. Trois mois de traitement opérèrent une guérison radicale.

Deuxième observation. — M. L...., âgé de vingt-cinq ans, d'une bonne constitution, avait depuis trois ans le menton tout couvert d'une multitude de petits boutons très-rouges ; la matière qu'ils fournissaient était grise, et formait des croûtes qui étaient enlevées par le rasoir, dont l'action aggravait la maladie. Toute la peau du menton était rugueuse et donnait à la physionomie un aspect dégoûtant.

L'emploi des préparations prises à l'intérieur, et trois applications qui déterminèrent une abondante suppuration, amenèrent en deux mois et demi la guérison d'une dartre qui s'était montrée rebelle à tous les moyens mis en usage.

Troisième observation. — M. D...., serrurier, âgé de cinquante-quatre ans, d'un tempérament bilieux, était affecté depuis long-temps d'une dartre pustuleuse occupant le nez, le front, les pommettes et la lèvre supérieure. Cette affection, désignée sous le nom de *goutte-rose*, était caractérisée par une grande quantité de petites pustules rougeâtres, très-rapprochées les unes des autres, et contenant du pus à leur sommet. Cette maladie devait son développement à des excès de boissons spiritueuses ; elle était encore beaucoup aggravée par le feu de la forge. M. D. fut long-temps à Saint-Louis ; il n'obtint pas le moindre soulagement des moyens qui furent mis en usage. Fatigué de quinze mois de traitement, il sortit de l'hospice. Je lui prodiguai mes soins pendant cinq mois, et j'eus la satisfaction d'obtenir une guérison radicale. Je lui conseillai de ne plus s'exposer au feu de la forge, et de se soumettre à un régime sévère. Il a suivi mes avis, et, depuis cette époque, le plus léger bouton ne s'est manifesté sur son visage.

———

OBSERVATIONS

Relatives à la dartre phlycténoïde ou vésiculaire.

Première observation. — Madame J...., âgée de trente-deux ans, d'un tempérament très-nerveux, vint me consulter pour une dartre vésiculaire qui occupait la partie postérieure du dos ; elle avait environ dix pouces de longueur sur six de large. Cette affection devait son origine à des peines morales et à une vive frayeur. La partie malade était devenue le siége d'une vive démangeaison ; peu de temps après, se déclarèrent une grande quantité de petits boutons très-rapprochés les uns des autres ; ils ne tardèrent pas à se convertir en vésicules dont quelques-unes avaient une grande dimension ; elles laissaient échapper une humeur jaunâtre ; la peau était souillée çà et là par de petits ulcères qui suppuraient. Elle était très-rouge et les cuissons très-vives. Comme madame J. n'était pas bien réglée, je fis poser quinze sangsues à la vulve ; des cataplasmes furent appliqués sur la partie affectée. Nous ne tardâmes pas à obtenir une amélioration sensible ; l'inflammation se dissipa, mais les vésicules brisées étaient bientôt remplacées par d'autres, et les ulcérations, quoique moins étendues, existaient toujours. Elle fut soumise au nouveau mode de traitement, et fut radicalement guérie au bout de deux mois et cinq jours.

Comme la dartre vésiculaire a une grande tendance à se reproduire, je fis appliquer de nouveau des sangsues, et fis continuer longtemps encore le traitement, afin d'empêcher toute récidive. J'ai vu cette dame long-temps après ; elle ne s'était plus ressentie de rien.

Deuxième observation. — Mademoiselle D... , d'une bonne constitution , âgée de quinze ans , déjà bien réglée , et jouissant d'une santé parfaite , eut sur la moitié droite du front , et sans cause connue, une dartre vésiculaire. Une abondante suppuration donnait lieu à la formation de croûtes verdâtres. La cuisson que suscitait cette affection était tellement violente, qu'elle se déchirait jusqu'au sang. Environ deux mois de traitement suffirent à son entier rétablissement.

OBSERVATIONS

Relatives à la dartre érythémoïde.

Première observation. — Mademoiselle B...., âgée de vingt-deux ans, d'un tempérament sanguin, éprouva , sans cause connue , une forte fièvre ; en même temps se développèrent, sur la totalité de la poitrine et du ventre , des élevures ou taches rouges très-saillantes, de la dimension d'une pièce de dix sous ; elles étaient extrêmement multipliées, et excitaient d'insupportables démangeaisons. Une saignée du bras fut pratiquée , on appliqua deux fois des sangsues à la vulve ; la fièvre cessa, et la peau , qui était légèrement rouge dans l'intervalle des plaques ,

recouvra sa couleur naturelle. Ces élevures se
flétrissaient dans une partie pour se raviver
dans d'autres. La santé était fort bonne. La
dartre affecta un caractère de chronicité qui
me permit de la combattre par le nouveau procédé. Environ deux mois de traitement suffirent
à sa guérison.

———

Deuxième observation.—M. C..., âgé de vingt-
deux ans, d'une bonne constitution, éprouva,
après avoir nagé et s'être exposé à l'ardeurs du
soleil, une grande chaleur dans la totalité du
bras gauche. Des plaques rouges, d'une très-
petite dimension, se montrèrent çà et là, et un
prurit très-incommode se faisait ressentir. Peu
à peu ces élevures prirent un tel accroissement,
qu'elles acquirent l'étendue de la paume de la
main. Dans différens endroits, des vésicules se
formaient, et étaient bientôt brisées. La fièvre
se manifesta, la soif, les douleurs de tête, la
rougeur de la langue, et plusieurs autres symptômes, me firent reconnaître l'existence d'une
gastrite (inflammation d'estomac). M. C. fut
mis à l'usage des boissons mucilagineuses et des
lavemens émolliens ; vingt sangsues furent appliquées à l'épigastre, et des lotions adoucis-
santes furent faites sur la totalité des bras. Les

taches rouges diminuèrent d'étendue ; enfin ,
après vingt jours , à dater du développement
de la maladie , on ne comptait que treize taches
dentelées qui avaient la dimension d'une pièce
de quinze sous. N'ayant pu réussir à les faire disparaître par une nouvelle application de sangsues et par l'emploi des boissons mucilagineuses,
je me déterminai à combattre cette affection ,
qui avait déjà deux mois d'existence , par le
nouveau procédé. Six semaines de traitement
complétèrent la guérison.

OBSERVATIONS

Relatives à la dartre tuberculeuse.

Première observation. — M. D...., d'un tempérament très-sanguin, âgé de cinquante-quatre
ans , né de parens dartreux , éprouva à la tête
de très-vives démangeaisons ; une matière farineuse s'en échappait. Plusieurs tubercules se
manifestèrent au menton ; ils étaient d'une extrême dureté. En même temps toute l'étendue
de la peau se couvrit, de proche en proche , de
plaques dartreuses arrondies d'une très-grande
étendue ; tout le derme devint d'une excessive
dureté ; il était sec comme du bois , et laissait
échapper une grande quantité d'écailles. De

très-vives démangeaisons se faisaient ressentir , et , lorsqu'il se grattait, il lui semblait qu'un voile était interposé entre ses doigts et la partie qu'il touchait. Tous les moyens qui furent mis en usage contre cette affreuse maladie échouèrent. Le visage ne tarda pas à s'affecter ; le nez, les oreilles et le front s'engorgèrent, et prirent un accroissement considérable. Différentes ulcérations formées çà et là laissaient échapper une matière infecté, en même temps qu'il naissait de ces foyers purulens des excroissances charnues qui donnaient à la physionomie l'aspect le plus hideux. Les ongles acquirent une teinte jaunâtre, et la barbe et les cheveux tombèrent en totalité. Rien ne peut dépeindre tout ce qu'avait de dégoûtant et d'affreux un être qui avait perdu la physionomie humaine , et dont la peau raboteuse était à la fois recouverte d'ulcères , de croûtes , de végétations et de rides profondes : telle était la situation déplorable de M. D. lorsqu'il vint me consulter ; et quoiqu'il fût livré au plus affreux désespoir , toutes les fonctions s'opéraient avec intégrité , et les forces n'avaient été nullement altérées. Je ne me dissimulai pas les difficultés sans nombre que j'aurais à vaincre; cependant la force , le courage de ce malheureux doublèrent mon zèle , et je me décidai à le soumettre à mon traitement. Un mois s'était

à peine écoulé, qu'une légère amélioration se
fit ressentir ; au bout de trois mois le visage
était parfaitement nettoyé ; graduellement la
peau acquit plus de sensibilité ; les croûtes et
les écailles étaient moins abondantes ; enfin,
après onze mois d'un traitement sévère , nous
obtînmes une guérison radicale. La barbe re-
poussa , mais les cheveux furent perdus. Au
moment où j'écris, ce monsieur est de retour
d'Italie et sous l'influence d'une chaleur atmo-
sphérique plus pénétrante, sa peau ne s'est pas
recouverte du plus léger bouton.

Deuxième observation. — M. de V...., âgé de
trente-neuf ans, d'une constitution éminemment lymphatique, né d'un père écrouelleux,
éprouva quelques démangeaisons sur les parties
latérales du cou : en même temps de petites tumeurs ovales de la dimension d'une grosse fève
se développèrent ; elles étaient d'une couleur
rose. Elles acquirent une grande dimension , et
le prurit qu'éprouvait alors le malade était vif
et lancinant. Le plus gros de ces tubercules s'en-
flamma , et une suppuration se manifesta bientôt après. Telle était la position de M. de V.
lorsqu'il vint me consulter après six mois d'un
traitement infructueux. Je le soumis de suite au

dépuratif interne; je favorisai la suppuration des parties affectées; j'associai à ces moyens les substances toniques susceptibles de ranimer la constitution affaiblie, et j'eus la satisfaction d'opérer en cinq mois une guérison radicale.

Troisième observation. — M. B...., âgé de vingt-sept ans environ, portait depuis trois ans à la cuisse droite un ulcère de la dimension d'une pièce de six francs. Du sein de cette plaie s'élevait une excroissance charnue qui simulait plusieurs framboises groupées; de leurs granulations s'échappait une sérosité âcre et d'une extrême fétidité. Les démangeaisons les plus vives se faisaient ressentir plus particulièrement sous l'influence de la chaleur du lit. Plus de cent bains de vapeur et des sirops de toute espèce ne produisirent pas la plus légère amélioration. Soumis au nouveau mode de traitement, au bout de trois mois et demi il obtint une guérison radicale.

Nota. Dans l'espace de temps qui s'est écoulé de la troisième édition de cet écrit à la quatrième que je publie aujourd'hui, les malades assez nombreux que je soigne loin de Paris ont obtenu une guérison radicale, et tous ceux qui sont maintenant en traitement sont dans l'état le plus favorable.

CONCLUSION.

J'ai démontré dans le cours de cet ouvrage qu'il est impossible d'indiquer des méthodes générales pour la guérison des dartres, et qu'il faut savoir les approprier aux divers cas que l'on observe. J'ai fait ressortir tous les dangers de ces procédés empiriques qui consistent à employer les mêmes moyens dans toutes les circonstances, sans s'éclairer des lumières d'une saine observation.

J'ai démontré que pour guérir radicalement les affections dartreuses, il fallait favoriser l'expulsion du virus qui en est la source. J'ai exposé la méthode la plus sûre pour obtenir ce résultat, et j'ai assigné la manière d'agir des médicamens qui peuvent le procurer.

Parmi le grand nombre d'observations que je possède, celles que j'ai rapportées viennent à l'appui de ma doctrine, et confirment la vérité de mes assertions. Si l'on jette en effet un coup d'œil général sur ces observations, on y verra que j'ai guéri en quelques mois des affections

10

dartreuses héréditaires, et d'autres qui existaient depuis un grand nombre d'années ; on y remarquera surtout que quelques jours ont suffi pour rendre le calme à des malades qui, en proie à de violentes démangeaissons, goûtaient à peine quelques instans de repos.

On appréciera, j'ose l'espérer, tous les avantages du traitement que j'ai indiqué, puisqu'il offre dans son application une sécurité d'autant plus grande, que ses effets immédiats sont l'entière expulsion du virus dartreux, soit par les urines, soit par les vaisseaux exhalans de la peau, soit par la suppuration des parties affectées ou des parties environnantes.

On appréciera donc facilement, je le répète, la supériorité de ma méthode sur celles journellement employées, puisque, loin de répercuter les affections dartreuses sur les organes intérieurs, et loin de produire ainsi les ravages les plus effrayans, elle tend au contraire à les guérir par un procédé tout-à-fait analogue à celui que la nature emploie. Ne nous indique-t-elle pas en effet par l'espèce de dépuration qu'elle opère vers la peau, sous formes de croûtes, d'écailles et de boutons, la marche véritable que nous avons à suivre, et ne serait-ce pas ici particulièrement que pourrait s'appliquer avec avantage cette maxime d'Hippocrate : « Éconduisez les matières surtout par les voies où elles tendent, pourvu que ce soit par des issues convenables. *Quæ ducere oportet quò maximè natura vergit, per loca conferentia eo ducere.*

Puisque la nature est toute conservatrice, puisqu'elle nous trace elle-même la marche que nous avons à suivre, soyons ses ministres, et bornons tous nos soins à l'aider et à la diriger dans ses salutaires efforts.

FIN.

TABLE DES MATIÈRES.

FIN DE LA TABLE.